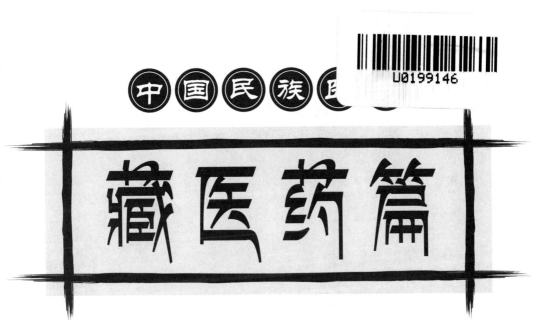

中国民族医

藏医药篇

主　编　史彦斌（兰州大学药学院）

副主编　刘映前（兰州大学药学院）

　　　　李建银（兰州大学药学院）

　　　　杨志刚（兰州大学药学院）

　　　　朱俊博（青海大学医学院）

编　委　（按姓氏笔画排序）

　　　　王振华（甘肃省中医药管理局）

　　　　扎西东主（青海大学藏医学院）

　　　　李　倩（兰州大学药学院）

　　　　李雪峰（兰州大学基础医学院）

　　　　杨扶德（甘肃中医药大学药学院）

　　　　汪昱东（兰州大学药学院）

　　　　张佳宁（兰州大学药学院）

　　　　张桂芳（兰州大学药学院）

　　　　徐　征（兰州大学药学院）

　　　　徐福春（西藏大学医学院）

　　　　康生福（甘南百草生物科技开发有限公司）

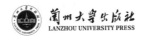

兰州大学出版社
LANZHOU UNIVERSITY PRESS

图书在版编目（CIP）数据

中国民族医药. 藏医药篇 / 史彦斌主编. -- 兰州 ：
兰州大学出版社，2020.12
ISBN 978-7-311-05960-6

Ⅰ. ①中… Ⅱ. ①史… Ⅲ. ①少数民族－民族医学－
中国②藏医③藏药 Ⅳ. ①R29

中国版本图书馆CIP数据核字(2021)第004437号

责任编辑　张　萍
封面设计　汪如祥
插　　图　汪如祥

书　　名　**中国民族医药·藏医药篇**
作　　者　史彦斌　主编
出版发行　兰州大学出版社　（地址：兰州市天水南路222号　730000）
电　　话　0931-8912613(总编办公室)　0931-8617156(营销中心)
　　　　　0931-8914298(读者服务部)
网　　址　http://press.lzu.edu.cn
电子信箱　press@lzu.edu.cn
印　　刷　兰州银声印务有限公司
开　　本　710 mm×1020 mm　1/16
印　　张　11.75(插页16)
字　　数　203千
版　　次　2020年12月第1版
印　　次　2020年12月第1次印刷
书　　号　ISBN 978-7-311-05960-6
定　　价　58.00元

前　言

　　藏医药的发展有3000多年的历史。同其他民族医药一样，藏医药学是藏民族与疾病长期做斗争的强有力的武器，是中华医药学宝库不可或缺的组成部分。

　　藏族先民们在漫长的生产生活实践中，通过不断归纳、总结、完善与疾病抗争的经验，逐渐形成了比较完善的藏医药理论体系。藏医药文化在形成过程中，借鉴和内化了中医药学、古印度医药学、尼泊尔医药学、阿拉伯医药学等中外传统医药学的精华，形成了基于"隆、赤巴、培根"的疾病三因学说、先进的胚胎发育学说，以及"尿诊"技术、藏药浴疗，推拿、拔罐、针灸等多种诊疗治则。其中，藏药浴疗被国家中医药管理局列为"国家级重点专科"。以"五元（土、水、火、风、空）"为基础的藏医药学说，是一门体系完整、独具特色、疗效显著的民族医学体系。藏医药的治法治则除了药治、外治，还包括食治、行治。其所倡导的食治和行治，与当前的食疗和健身、防病于未然不谋而合。2006年，藏医药被国务院列入第一批国家级非物质文化遗产名录。

　　藏医药学历史之悠久，典籍之浩瀚，临床经验之丰富，理论体系之独特，是保障人类健康的宝贵财富之一。随着国家"一带一路"倡议的推进，藏医药将被更广泛的民族所认知，将被更广泛的患者所接受，将有更多的生命领域科学家去研究。因而，藏医药必将焕发出前所未有的生机与活力。

为了更好地传承和弘扬藏医药学，让藏医药学的研究成果走出国门，惠及全人类健康事业，我们编写了这本书。

本书得到了"兰州大学'一带一路'专项项目资金（项目编号：2018ldbryb022，2018ldbryb032）"的资助，在此表示衷心的感谢！

由于编者的水平有限，时间仓促，错误与不足之处在所难免，敬请读者批评指正。

目　录

第一章 传统医药理论概述

中国传统医学是中国各民族传统医学的统称，主要包括汉族传统医学（以中医为核心）、藏族传统医学、维吾尔族传统医学、蒙古族传统医学、傣族传统医学（即四大民族医药体系）及其他少数民族传统医学。在民族医药学发展过程中，除了上述民族医药体系，游离于传统民族医药体系之外的大量经验医药学（中国民族民间医药体系）现仅存于口头传承或正在流失。

第一节 传统中医药

中华民族传统医药的起源可追溯至公元前2000多年。随着石器生产工具的改进，人类捕猎技术不断提高，动物性食品的种类越来越多，其中不乏药用价值的动物源药物被发现。工具的改进也促进了农业的发展，更多的植物药也陆续被发现。随着火的使用，骨针、砭石、竹针也逐渐形成了灸法。《中国古代史》记载"神农所创之医，为医之经验"，即为我们熟知的"神农氏尝百草"；"黄帝所创之医，为医之原理"，即为传说的"黄帝教民治百病"。《黄帝内经》是我国医学宝库中现存成书最早的一部医学典籍，是传统医学四大经典著作之一（另外三部是《难经》《伤寒杂病论》《神农本草经》），在理论上建立了中医学上的"阴阳五行学说""脉象学说""藏象学说"等。可以说《黄帝内经》是祖国医学理论体系的基础，之后的中医理论都是在此基础上推理演绎形成的。

《黄帝内经》中的《素问》记载了寒、火、风、湿、燥、暑的六淫学说，是中医病因学的开端。

历史上不乏记载药物的书籍，西汉古墓中出土的帛书《五十二病方》是现知中国最古老的汉族传统医学方书，介绍了21种矿物药、66种谷草类药、29种木类药、10种菜类药、5种果类药、9种人部药、29种禽兽类药、16种虫类药、3种鱼类药等247种；《诗经》中记载的植物草本药物有60余种，其兼具饮食与药用价值，使得饮食形成了"食医养生"的饮食文化，在周朝时甚至有了官方的食医制度。《神农本草经》成书于秦汉时期，是我国第一部药学专著，全书记载植物药252种，动物药67种，矿物药46种，共计载药365种。该书将所载药物分为上、中、下三品。上品约120种，主补养，无毒，可长期服用，现在的药食同源和保健品类药材大多出于上品；中品约120种，能治病补虚，或有小毒或弱毒，长期使用要慎重；下品约125种，多为有毒，以毒攻毒，不可长期服用。书中对每味药物的产地，采集加工，真伪、鉴别、运用、配伍等基本知识也做了介绍，视为我国中药学发展的基石。

2016年国务院公布了《中医药发展战略规划纲要（2016-2030年）》，2017年国家中医药管理局发布了《中医药发展战略规划纲要（2016-2030年）实施分工方案》和《中医药"一带一路"发展规划（2016-2020年）》，2017年7月《中华人民共和国中医药法》颁布实施，党的十九大明确提出"坚持中西医并重，传承发展中医药事业"等相关政策及信息的宣传，再一次将大力发展中医药事业推向高潮。

第二节　维吾尔族传统医药

维吾尔族医药距今约有2500多年的历史，发展过程中融合了阿拉伯、古希腊民族医药之所长，并受到中医药学的长期影响，形成了自己独特的医药基础理论，并积累了丰富的临床经验。公元7世纪，随着阿拉伯帝国和中国边陲地区的商业往来，"阿维森学说"及唐代中原地区的中医药方对维吾尔族传统医药的影响颇深，在新疆吐鲁番地区出土的崴蓬丸和药方及维吾尔族医药理论秉持的体液学说证明了这一点。维吾尔族医药理论的代表著作有《益方精要》《验方锁要》和《哈孜巴义药书》等，这些书籍在中亚、中东、西亚和俄罗斯等区域都具有重要影响。

维吾尔族医学的四大物质学说、四津学说及气质学说解释了人体与外界环境的相互关系，辨析了人体的生理与病理变化，在疾病学、药理学和健康学等方面相互通融，建立了诊治疾病的治疗学说，从而形成了一套完整的理论体系。四大物质包括火、气、水、土，是宇宙之根本；四种津液是血液质、黏液质、黑胆质和胆液质，其表现出四种基本属性，即干、湿、凉、热性。维吾尔族医学把病种分为气质失调型疾病、形状改变型疾病、结构损伤型疾病。气质失调型疾病又分为体液型和非体液型气质失调疾病两类。体液型气质失调型疾病再分为胆液质型、血液气质型、黏液质型、黑胆质型气质失调疾病四种。非体液型气质失调型疾病再细分为热性、寒性、湿性、干性、干热性、湿热性、干寒性等类型。根据以上疾病类型，将治疗原则分为调整失调气质、平衡失调体液。调整非体液型失调气质采取热化、湿化、寒化、干化、干热化、湿热化、湿寒化、干寒化八种疗法，同时非常重视因时、因地、因人、因病、因级、因期、因危的"七因制宜"疗法。

维吾尔族医学药用资源有几千种，常用药物有800多种，分为草物药、动物药和地方矿物药三大类。常用的有雪莲花、菟丝子、阿魏、小茴香、红花、罗布麻叶、甘草、锁阳、肉苁蓉、麻黄、大黄、水菖蒲等。制剂有400多种，剂型有60多种，其中液状制剂应用最广泛。液状制剂，如糖浆、药蒸露、果浆、煎汤、泡液、黏液、鼻闻液、药浴液、油剂、注射液、口服液等；半固体制剂，如软敷膏；固体制剂，如散状、硬状制剂。食疗药材有40余种，如巴旦杏、沙枣、葡萄干、骆驼刺糖等。临床处方多采用复方，医药学家在收集维吾尔族民间药方的基础上，对原有制剂进行了改进，如在明目蒺藜方的基础上成功研发的现代中药"明目蒺藜丸"，具有清热散风、明目退翳之功效，用于上焦火盛引起的暴发火眼，云蒙障翳，羞明多眵，眼边赤烂，红肿痛痒，迎风流泪。

维吾尔族医药对心脏病、肺结核、关节炎等疑难杂症，特别是白癜风的治疗有独到之处，如复方驱虫药斑鸠菊丸对白癜风的治疗总有效率在90%以上。埋沙疗法是目前国际健身治病的潮流新疗法，是维吾尔族的文化遗产，是维吾尔族传统医疗方法之一，是世界传统民族医学的重要组成部分。沙疗可用于治疗慢性关节炎、寒性腰腿痛、寒性胃肠炎等疾病。经过几代人不懈的努力，维吾尔族医药的继承与发展工作取得了长足的进步。新疆维吾尔自治区已建立县级以上维吾尔医疗机构，以及维吾尔医药生产为主的制药企业、维吾尔医药科研院所，基本形成了医疗、教育、科研和药物生产协调发展的格局。

第三节　蒙古族传统医药

蒙古族医药学是蒙古族的文化遗产之一，融合了藏医、汉医及印度医学理论的精华，是具有鲜明的民族特色、独特理论体系和地域特点的传统民族医学。

蒙古族医药理论体系主要包括阴阳五行、三根、七素、脉络、病因、辨证等。阴阳五元学说认为，世界是在阴阳二气作用的推动下孪生、发展和变化，并认为金、木、水、火、土是构成世界不可缺少的属性。蒙古族医学运用阴阳变化和五行相关属性来解释人体组织结构、生理功能、病理变化，从而确定治疗原则，并结合蒙药性能治疗疾病。三根是指赫依（相当于气）、巴达干（相当于土水）、希拉（相当于火或胆），其为人体生命的根本。七素（食之精华、面、肉、脂、骨、髓、精）是人体进行生命活动的能量与物质基础。蒙古族医学将病症分为寒、热两大类，形成了以寒治热、以热治寒的独特医药理论体系，把发病部位归纳为脏腑、黑脉、白脉、五官等。人体发病的内因是三根七素。健康状态下，三根七素自具其能，互联互通，保持相对平衡状态，共同维持人体正常生理功能。如果某一部分发生病变，就会影响到其他部分以至整体，引起偏盛偏衰、平衡失调、功能障碍，出现一系列症状。所以不能只看疾病表象，而要辨证地分析才能得到科学的治疗。

蒙古族医学创造了适合于本民族使用的药物独特配制方法和用药方法等，同时还吸收了西藏、印度、阿拉伯等地区的藏医学和回医学理论，推动了蒙古族医药学的发展。蒙古族医药书籍有《医伤根除病痛甘露方》《五五制药方集》《认药白晶药鉴》等。其中，《认药白晶药鉴》收录有801种蒙古族医药，并记载了药浴、矿泉疗法等内容。《蒙医金匮》收录了内、外、妇、儿、五官及热病、传染病等治疗临床疾病的200种药方。《蒙药正典》是一部蒙古族医药学的经典著作，记录了879种蒙古族药物，并附有599张药物图。元太医蒙古族饮食营养学专家忽思慧于1330年用汉文撰写了《饮膳正要》，全书共三卷，是我国现存最完整的一部饮食营养学专著，该书的内容也体现了草原民族善用动物药的特点，书中记载了绵羊、马驴、骆驼狐、狼、熊、鹿、野猪等动物所有药用部位的性味和功能。

蒙古族医学临床治疗除了药物疗法，还有针灸法、饮食疗法、正骨疗法、马奶疗法等。蒙古族医学针灸包括窜针、温针、抗痉挛针、快针等技术，擅长治疗以偏瘫、面瘫、颈肩腰腿痛类风湿、强直性脊柱炎为主的疾病；蒙医正骨术分为整复、固定、按摩、药浴治疗、护理和功能锻炼等6个步骤；"震脑术"是蒙古族民间广为流传且具有悠久历史的一种专治脑震荡的奇特疗法。这些疗法有着明显的草原民族特色和诊治特色。

第四节　傣族传统医药

　　傣族传统医药学已有2500多年的历史，发展过程中受到古代唯物论、佛教思想、傣族文化以及古印度医学、汉医学的影响，逐步形成了以"四塔学说""三盘学说""风病论"和"解毒理论"为核心的傣族医药理论。"四塔学说"认为，自然界存在风、土、水、火"四塔"，人体同样由风（气）、水（血）、火、土构成。四塔平衡则身体健康，否则就会产生疾病。疾病诊断运用四塔理论的望、闻、问、摸、切等手段。傣族医药治疗疾病，除采用内服、外用、内外合治外，还有敷药、薰药、研磨药等。

　　傣族居住地区是我国热带植物最集中的地区，因此傣族医药资源极为丰富。据普查，西双版纳有药材种类1776种，其中植物药1715种，动物药47种，矿物药14种。根据收集整理的结果可知，傣族传统民族药有1000余种，多数为植物药，亦有部分动物药和矿物药，少部分为外来药。民间傣族药可归属到228科372属1300多个品种。傣族医药处方中有4个经典名方，分别是："雅叫帕中补"，傣族语为亚洲宝药之意，其由9种傣族医药组成，具有理气健胃、安神止痛的功效；"雅沙里门囡"，傣族语为万应小药丸之意，由7种傣族医药组成，具有消暑和中、解痉止痛、止泻除满之功效；"雅叫哈顿"，傣族语为五宝药散之意，由5种傣族医药组成，具有清热解毒、调经补血、和中解表、止血止痛的功效；"雅玛哈嘎仑那龙"，傣族语为治病大方，由30多种傣族医药组成，具有调补气血、止痛、通便等功效。

　　傣族医药与泰国等东南亚国家的传统医药有很多相似之处，譬如"行军散"配方及祁连山制剂在东南亚国家也有应用。傣族医药的代表性著作有《嘎比迪沙迪巴尼》《巴腊玛塔坦》《嘎牙山哈雅》《桑哈尼》《档哈雅龙》《档哈雅图》等古典医著，以及近代出版的《傣医药基础理论》《傣医四塔五蕴理论研究》《傣医诊断学》《风病条辨译注》《傣医传统方剂学》《古傣医验方注释》《中华本草—傣药卷》《中国傣医药彩色图谱》《傣族常用动物药》等医著。

第五节　回族传统医药

回族医学成医于公元 13 世纪，是以人天混同于有机整体思想的理论为核心，以元气学说为基础，以阴阳七行为框架，吸收和继承古希腊、古罗马医学，逐渐形成的带有阿拉伯伊斯兰医学特点的民族传统医学。元气是第一物质，是万物之始，是整个自然生化的原因，并存在于整个运动过程中。混沌元气开始生化之时，则一动一静，其中"静"多"动"少者谓之"阴"，"动"多"静"少者谓之"阳"。阴阳统一，事物就能进行发生、发展和变化。七行包括四元（水、火、气、土）、三子（金、木、活）。四元是一切生命生存的四要素，三子是生命存活、生长代谢的必要条件。三子是由四元配合而成，其中土与水合而生金，气与火合而生木，水、火、气、土四者共合而生活。

回族药学理论是基于阿拉伯药学而发展起来的。药物的形态、色味、性能皆源于"四元三子"，在论及药物性味之时，有三子四性十二味；药物的四禀性：冷（寒）、热、干（燥）、湿（润），其中热与寒是药物两种相反的"能力"；燥与湿是药物的两种相反的"质量"。回族药物伏毛铁棒锤、老瓜头和回回蒜广泛分布于我国西北地区。回族药方剂有失苔剌知丸、扎里奴思方、阿夫忒蒙丸、伊消方、哈必法而非荣丸等。

回族医药代表著作有《回回药方》《海药本草》《回药本草》《瑞竹堂经验方》以及《饮膳正要》等，以辨质为主，结合辨证、辨病、辨经，注重辨证论治，同时又结合其他医学的精华，记载了回医药的发展历程。近代回族医药书籍有《中国民族民间秘方大全》《中国回族医药》和《中国回族民间实用药方书》等。

第六节　苗族传统医药

苗族民间有"千年苗医，万年苗药"之说，说明苗族医药的历史源远流长。

苗族医学认为，毒、亏、伤、积、菌、虫是导致人体生病的"六因"，"六因"产毒才导致人体生病，因此苗族民间有无毒不生病之说。"巫医合一"是苗族医学发展史中的一种特殊的历史现象，这是由于缺乏科学知识，社会发展缓慢而又极不平衡的历史原因造成的，如苗族医学的滚蛋疗法、化水疗法、踩铧口疗法等。苗族医学著名的糖药针疗法广泛流传于贵州西南和西北大部分地区，苗族在应用弩药的漫长过程中，配制者为适应治病的需要，有意减去了其中的剧毒成分，加入了蜂糖等降低药物毒性的成分。

　　历代本草书均有苗族用药的记载。《五十二病方》中，就有用来治病的"答"，苗语称豆为"答"，是汉语记音词。《本草纲目》引宋代苏颂的记载说："黔蜀蛮人常将（菖蒲）随行，以治卒患心痛，其生蛮谷中者尤佳。"黔蜀蛮人是指苗族百姓。《滇南本草》共三卷，全书共收载药物458种，其中部分属于苗族药物。苗族药物品种繁多，包括植物、动物和矿物等1000多种。由于苗族居住之地草药旺盛，因此人们应用草药治病极为普遍。近代编著的苗医药著作有《苗族药物学》《苗族医药学》《中华本草·苗药卷》《十大苗药研究》《苗族医学》等。苗族医药大部分药材可以生用，还可以通过晒、炒、酒制、茶制、醋制、尿渍等加工炮制，以降低药物毒性。随着国家对民族医药的大力支持，苗族医药将进入研究与开发的黄金期。苗族药材七叶一枝花、茯苓、天麻、桔梗、半夏、南星、首乌、黄精、钩藤、杜仲等已大量出口东南亚等国家。

第二章　藏医药理论概述

第一节　藏医学体系发展简史

　　藏医学已有3000多年的历史。据《玉妥·云登贡布传》记载，西藏地区在公元1世纪初已有藏医出现，最早流行的医学称为"本医"。藏族人民除了用酥油止血、青稞酒治疗外伤外，主要靠三种疗法，即放血法、火疗法、涂摩疗法治疗各种疾病。公元4世纪，天竺的著名医学家碧棋嘎齐和碧拉孜入藏，传播了《脉经》《药物经》《治伤经》等五部医典，对"本医"的发展起了积极的作用。西晋王叔和编著的《脉经》曾经传入西藏地区，后续传到印度、阿拉伯等国家。由此可知，藏医理论开始之初就和中医学、印度（天竺）医学、阿拉伯（波斯）、蒙古医学渊源较深，有些医学理论是相通的。公元629年，松赞干布统一西藏各部落，建立了奴隶制的吐蕃王朝。公元641年（唐贞观十五年），唐朝文成公主嫁给松赞公布，出嫁时带有唐朝供奉的释迦牟尼佛像，各种诗书、乐器、食品和农耕用具等。其中，医学论著4本，医方100多种，诊断方法5种，医疗器械6种。涉及医药学的知识被翻译成藏文医学著作《医学大全》（藏语《门杰前本》），这本书应是最早的藏医药古典文献。文成公主出嫁西藏对汉藏文化的交流起到推波助澜的作用。此后，大唐、天竺、大食名医合编的七部综合性医学著作《无畏的武器》被译成藏文，献给藏王并流传于西藏各地，对当时乃至此后藏族同胞的健康，以及藏医药理论的发展起到积极作用。公元710年（唐景龙四年），金成公主入藏，嫁给吐蕃王朝第四代藏王赤德祖赞，从内地带去《月王药诊》的藏译本（当时《医学大全》及《无畏的武器》均已丢失）。《月王药诊》论述了人体的解剖结构、生理特征、病理病原以及各种疾病的诊治方法；描述了西藏地区高发疾病，包括天花、关节炎、炭疽、痛风、腮腺炎、瘿瘤等疾病的发病特征及诊治理论；介绍了西藏特产的300多种药物，如藏黄连、藏麻黄、飞燕草、螃蟹甲、船形乌头、翼首草、喜马拉雅紫茉莉、纤毛婆婆纳等。《月王药诊》一书中介绍的艾灸、放血、灌肠疗法等至今仍被我国多个民族治病所采用。据说天竺医学著作《索玛拉札》就是《月王药诊》的译本。

　　赤松德赞时期，藏医有了很大发展，出现了九大著名医学家，即玉妥·云登贡布、碧棋列贡、吾巴曲桑、齐齐谢布、米娘绒吉、昌提杰桑、聂巴曲桑、冬门塔杰和塔西塔布，其中，玉妥·云登贡布最为有名。玉妥·贡布（708—835年），曾任当时藏王朝的首席侍医。他汲取医学名著《月王药诊》《医药大全》《紫色王室保健经函》等书之精华，广泛收集整理各地民间医疗土方以及和印度、天竺、尼泊尔等国的学术交流成果，历经20多年，编成举世闻名的藏医经典著作《四部医典》（藏语《居希》），为形成独具特色的藏医药体系奠定了理论基础，为发展藏医学建立了不朽的功勋。此书连同《门杰前本》和《门杰达瓦杰布》，共同印记了藏医药学作为中医药学组成部分的历史痕迹。玉妥·云登贡布还编撰了《人体内针灸穴位》《实践明灯》《原药十八种》《解剖学魔镜》《珍珠医诊串》《灸法教本》《脉诊及其启事》《脉学师承记》《催吐药》《下泄药》《十八支内秘诀》《十八支考支》《四类特殊名望》《三类特殊深远》《聚宝综合》和《经验明了》等30多部医学论著。历代藏医把玉妥·云登贡布誉为藏医的"医圣""凡界的药王"。

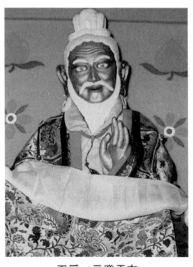

玉妥·云登贡布

　　藏族传统医学是由印度医学、汉族医学、蒙古族医学、阿拉伯医学，以及青藏高原习惯疗法和佛经理论融合而成。如藏医认为宇宙是由小五行（金、木、水、火、土）和大五行（气、火、土、水、空间）组成并相生相克，与中医的五行学说（金、木、水、火、土）颇有相似之处。藏医的验尿诊断法、望、问、切诊法，与中医也有相似之处（与寸、关、尺三部所指的脏腑有些不同）。藏医药学的树喻图（曼唐第二幅），通过两主干，十二枝干，八十八片叶子及两花、两果形象地描述了生命的全貌，揭示了健康与疾病的基本关系。藏医认为人体是以五脏六腑为中心，由三大因素即"隆（指气，树图中蓝色）"、"赤巴"（指火，树图中红色）、"培根"（指水和土，树图中黄色）、七种物质（饮食精微或乳糜、血、肉、脂肪、骨、骨髓、精）、三种排泄物（汗、尿、粪便）、306块骨头、九大孔窍以及黑脉和白脉组成。三大因素支配七种基础物质和三种排泄物的运行变化。藏医解剖学极具权威性，藏医留传的79幅古代大型医药彩色挂图意深逼真（见《四部医典蓝琉璃》），更是医药学界的创举。

第二节　四部医典

　　17世纪下半叶，第斯·桑杰嘉措召集藏区著名的藏医与唐卡画家，参考《四部医典》及其注释、《蓝琉璃》、《医学概论》、《白琉璃》和藏医楞当·德孜吉尔美的教学挂图，绘制了60幅藏医唐卡，随后增加了《月王药诊》等医著的尿诊、脉诊、放血图、药物等内容，于1703年完成了79幅医学唐卡的制作。

　　著名藏医学家钦绕诺布于1923年主持绘制了一幅历代名医图，形成了全套的藏医唐卡，共计80幅藏医药唐卡（又称曼唐）。曼唐是对藏医药学理论与临床实践的形象注解，是神奇藏医药学与精美唐卡艺术的完美结合。曼唐的布料一般为亚麻布，颜料为纯天然的矿物、植物。矿物如金、银、铜、松石、珊瑚等，能经历数百年而不褪色。《四部医典》全称《甘露精华八支秘诀串》，又名《医方四续》（藏名《居悉》）包含的八十幅唐卡可分为八部分：药师佛城整体图和济世琉璃光佛讲授经典医道图一幅；《根本医典》三幅；《理论医典》三十五幅；《实践医典》十六幅；《临床医典》二十一幅；《四部医典》主旨归总两幅；《甘露八支要义医学秘籍》（《四部医典》）传承图一幅；历代传承医药学大师礼赞一幅。八十幅唐卡共由4900个小图组成，内容涵盖医药学源流、历代医药学师徒传承、胚胎形成、人体解剖、骨骼结构、神经脉络、血液循环、脏器分布及器官组织功能、生理稳态、病理状态、诊断方法、治疗方法、预防保健、滋补养生、生活方式、药物疗效等。曼唐共一百五十六章，包括《根本医典》六章、《理论医典》三十一章、《实践医典》九十二章、《临床医典》二十五章、主旨讲解归纳两章其中，《实践医典》又包括人体病症七十章，妇科病症、儿科病症和中毒症各三章，心理疾病和外伤各五章，壮阳滋阴两章，营养滋补一章。曼唐以朴实形象的挂图，简洁明了的文字注解，通俗易懂，易于记忆，普及大众，是藏族同胞博大精深的医学思想和亲身实践的济世理念的精髓。曼唐不仅是记录藏医药发展史的典籍，而且也记载了藏族服饰、饮食营养、生物、矿物、器物、建筑、民俗语言、日常行为道德、绘画美术等诸多文化生活的史料信息。

一、根本医典

《根本医典》又名《总则医典》（藏名《扎居》），为藏医学总论，共二十六章，喻树寓理，纲领性地论述人体生理、病理、诊断和治疗，是《四部医典》中最基础且最重要的章节，是《理论医典》《实践医典》和《临床医典》三部医典的理论基础，包括第二至第四幅图，喻树寓理三章内容归总为人体正常生理状态和病理状态、诊断原则、治疗原则三棵树根。

树干归总分类为第一棵树根有两根树干，一根代表人体正常的生理状态，另一根代表人体病理状态；第二棵树根代表诊断原则，有望诊、触诊、问诊三根树干；第三棵树根代表治疗原则，有饮食、行为方式、药物、外治法四根树干。上述九根树干共有四十七根树枝。

第一棵树根的树枝归类：人体正常生理状态的形体、基质、秽质归总为三枝；病理状态的病因病理因素、病症侵入途径、病症部位、病症行经通道、发病年龄、发病季节、绝症、转移症等归总为九枝。

第二棵树根的树枝归类：舌苔、尿液望诊归总为两枝；"隆"病、"赤巴"病、"外干"病触诊归总为三枝；发病因素、症状、良好的饮食习惯问诊归总为三枝。

第三棵树根的树枝归类："隆"病、"赤巴"病、"外干"病饮食治疗，各一枝食物和一枝饮料，归总为六枝；行为方式三吸为七枝；"隆"病、"赤巴"病、"外干"病药物治疗，各一枝药物味、一枝药物性能，归总为六枝；根据药物味和性能配伍等分类的药剂共九枝，其中平息类药剂归总为六枝、净治类药剂归总为三枝；"隆"病、"赤巴"病、"外干"病外治法归总为三枝。

四十七条树枝的树叶归总为二百二十四片叶。其中，人体正常生理状态和病理状态的树根共有八十八片叶，诊断原则树根有三十八片叶，治疗原则树根有饮食、行为方式等九十八片叶。具体归类如下：第一根树干为人体正常生理状态的树冠，有二十五片叶；第二根树干为人体病理状态的树冠，有不同病症六十三片叶；第三根树干为望诊的树冠，有六片叶；第四根树干为触诊的树冠，有"隆"

病、"赤巴"病、"外干"三片叶；第五根树干为问诊的树冠，有二十九片叶；第六根树干为饮食治疗的树冠，有三十五片叶，其中，"隆"病饮食十四片叶、"赤巴"病饮食十二片叶、"外干"病饮食九片叶；第七根树干为生活方式治疗的树冠，有六片叶；第八根树干为药物治疗的树冠，有十八片叶，其中，药物味九片叶、药物性能九片叶；汤剂三片叶，油脂剂五片叶；碾制剂和散剂各四片叶；丸剂两片叶，磨粉剂五片叶；按程序治疗的净治法九片叶，共计五十片叶；外治法七片叶。

对挂图中花朵和果实的理解有不同的观点，根据自然知识，可理解为只有正常生理状态下的树才能结出花朵和形成果实。树根、树干、树枝、树叶、花朵、果实相互关联为一个完整的生命体，任何一个部位处于病理状态，都会影响到树木的开花结果。喻树寓医理，人体正常生理状态下，也就是人体在无任何病症侵袭，且日常饮食、行为方式和心理情绪适宜时，就表现出生命旺盛、精力充沛、健康长寿的特点。挂图中似人体的树冠绽放着无任何病症的两朵花，花朵含苞待放，花蕊和花瓣娇艳鲜亮，表示健康长寿。果实寓意人在健康状态下，能够通明天体、知晓神明、物质文明、圣财富足等。近旁有无数珍宝和绫罗绸缎的一颗果实寓意能够获得此生的永恒和平安富足；长寿花朵上踟跃坐佛光普照的果实寓意一生安康，魂魄引入佛国净土；第三颗果实寓意顺应天界、离苦得乐、遍知一切。由此认为，三颗成熟的果实寓意正常生理状态的人体应有的东西，暗指能使人体保持健康长寿的众医师。

藏医基础知识包括五元学说、三因学说和阴阳学说。

五元学说的五元即土、水、火、风、空五种物质元素。土元"沉、稳、坚、黏"，功能持载和固定，是万物产生和存在的基础；水元"重、寒、湿、润"，功能湿润和聚拢，能使万物滋润和聚拢成形；火元"热、轻、锐、腻"，功能温和和熟腐，能使万物产生温热和促使成熟；风元"轻、动、糙、燥"，能使万物运动和保持干燥；空元"空、虚"，能为万物运动和生长提供空间。

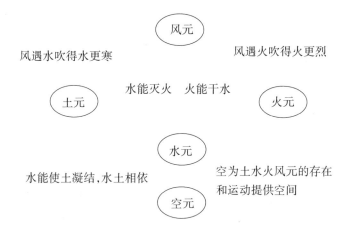

风遇水吹得水更寒　　　　　　　风遇火吹得火更烈

水能灭火　火能干水

水能使土凝结,水土相依　　　　空为土水火风元的存在
　　　　　　　　　　　　　　　和运动提供空间

　　三因学说是指"隆""赤巴""培根"。三因学说是藏医学的理论核心之一。三因源于五元,"隆"与五元中的"风"相同;"赤巴"为火;"培根"中"培"为水、"根"为土,与水、土两元相同。"隆"在汉语中对应的是气,它是生命活动的动力,人体的呼吸、肢体活动、血液循环、五官感觉、大小便排泄以及食物的分解和营养的输送都是由"隆"来决定的;"赤巴"在汉语中对应的是火,它是生命 活动的能量,其功用在于产生热能并维持体温,增强胃的消化功能,使人知饥渴、能消化、润气色、壮胆量、长智慧;"培根"在汉语中对应水和土,它的功用主要是促消化,可以磨碎食物,增加胃液,司味觉,为人体提供营养和输送体液、保持水分,同时还能够调节人的胖瘦,滋润人的皮肤,调节睡眠,稳定情绪等。藏医理论认为"隆""赤巴""培根"三大因素是构成人体生命活动的三种能量物质,也是引发疾病的三种因素。在正常生理状态下,三因素在人体有一定的容量和固定的居处,处于相互依存、相互制约的状态,保持平衡和协调,共同维持正常的生命活动,保证人体健康。但在各种内外致病因素的影响下,三者的容量及存在的位置发生变化,出现偏盛偏衰、相互篡位,平衡被破坏,进而侵害七精华和三秽物,人体将失去平衡,"隆""赤巴""培根"反而变成致病因素,称之为"三邪"。

　　阴阳学说中"阴阳"概念多以寒、热;日、月;水、火;强、弱;峻、缓;动、静等意思相对的名词来表述,尤其是以寒、热来表述的更多,几乎成了阴阳的代名词,通常是指事物包含的两个相对的特质。

二、理论医典

　　《理论医典》又名《论说医典》(藏名《协据》),共三十一章,有彩色挂图三十五幅,详细阐述了人体生理解剖、胚胎发育、疾病发生的原因与规律、发病途径、卫生保健知识、药味和药物性能、诊断方法、治疗原则、医德医风等内容。

三十五幅曼唐展示了整体概述、胚胎形成过程、器官组织、结构和性能、生理机能、人体类型、行为方式及其属性划分、病危征兆等。藏族百姓对人体结构掌握精细，也强调只有明确人体形体、脏腑、经络、器官组织结构，才能悉知病症侵入途径和医治方法。在明确人体形成结构的基础上，逐一阐述病理状态、病症名称、病因、病症侵入途径、病症类型等内容。藏医明晓各种疾病的产生皆有病因病机，是建立在人体脏器器官功能衰变从而出现生理活动不协调造成的；描述人体正常生理状态和病理状态后，强调日常行为习惯和饮食方式对机体功能的重要性，是为饮食治疗。因时制宜，人体保持健康应遵循的行为习惯和饮食方式因季节不同；对症人体脏器功能盛衰的病症，按药味、性能进行药物配伍治疗，是为药物治疗；以外科治疗手段医治各种病症，是为外治法；通过不同治疗方法治愈病症并恢复正常生理状态，是为人体生理稳态；按患者表现出的症状诊断、视患者病理状态辨证诊断、以取舍四法对症确诊，是为诊断方法；区别各种病症，采取基本治疗、对症治疗、实验治疗、对症施治等方法治疗，是为治疗方法；施行各种诊断和治疗的医师必须掌握藏医药理论和技术，是为医师资格。

（一）藏医治疗方法

（1）平息法：系指用饮食、起居和服用药物把疾病平息于体内；

（2）补益法：系指对隆病患者、体质虚弱者、失血过多者、长期失眠者、悲伤过度者等进行滋补；

（3）消散法：系指服用药物及禁食或使用清淡饮食使身体消瘦；

（4）排出法：系指药物引吐、泻下、汗法及外治法；

（5）引吐法：系指服用具有催吐功能的方药，吐出宿食、毒物和病邪，达到治疗存在于上体部位的疾病，特别是培根病；

（6）汗法；

（7）油疗法：系指食用动、植物油脂或外用涂擦、点滴身体特定部位；

（8）泻下法：系指内服具有泻下功能的方药或灌肠，将腹内疾病尤其是赤巴病排出体外；

（9）滴鼻法：系指将药汁滴入鼻腔，药力通过鼻黏膜吸收，渗入耳、目、头、脑等部位达到醒脑开窍和治疗疾病的目的；

（10）利尿法：系指服用具有收敛、扩张血管及利尿功能的方剂，将沉于深处的陈旧病邪通过各毛细血管运送到尿液，由尿道排出体外，此法又称脉泻法；

（11）外治法：系指利用药物、物理作用及外科手术等手段，从体外实施治疗，通过疏通经络、活血化瘀、排除脓血、剔除腐肌等达到内病外治的目的。

（二）藏药的理论体系

藏药以五元学说和味、性、效理论为指导，形成了独具特色的理论体系。

（1）藏药与五元的关系。土元为药物生长之本源，水元为药物生长的湿能，火元为药物生长的热源，风元为药物生长的动力，空元为药物生长提供空间，五元缺一不可；

（2）药物的六味、八性、十七效。①六味：甘、酸、咸、苦、辛、涩；②八性：重、腻（土元药物）；凉、钝（水元药物）；轻、糙（风元药物）；热、锐（火元药物）；③十七效：重、稳、温、钝、柔、腻（土元）；燥、干、热、轻、锐（火元）；寒、凉、软（水元）；稀、糙、浮（风元）。

（三）藏医理论和藏传佛教的关系

藏医理论和藏传佛教是紧密相关的，佛教主张遵循世间人类法则，崇信佛法，资财富足，享用圣财，此生幸福，最终解脱。藏医理论认为兹生于以自我为中心的虚妄执著、不知取舍的愚昧无知、不能辨别执著于自我欲望满足之观念为一切罪恶的根源；勤奋经营、行善积德为一切功德之源泉。《理论医典》记载诸多不善引发前世业报，导致此生"隆"、"赤巴"、"培根"、血液、黄水、寄生虫紊乱，因邪魔、利器、毒物等外因引发的病症与因果报应混合引发101种疑似病症，虚妄颠倒而引发101种邪魔病症，101种此生病症，101种前世随因病症，归结为404种病症。404种病症又分别包含前世随因、疑似偶然、此生因果、沾染邪魔四个病理因素，将这些因素分别对应404种病症，共计1616种病症，除去其中404种不能治疗的前世随因病症，剩余1212种病症，为方便使用断句表达，把12种病症作为暗含内容不计其中，即通常所说的1200种病症。

《根本医典》和《理论医典》两部分内容基本囊括了藏医药理论的基础知识。《根本医典》为纲领，其像种子一样是藏医药学全部精华的结晶；《理论医典》为核心，正如《四部医典》要义中所说："《理论医典》犹如高悬太空的日月，照耀得医理明白如镜。"在掌握藏医基础理论知识后，深入民间，切身实践，积累经验，不断总结和提升自己，才能深刻领悟《实践医典》和《临床医典》。

三、实践医典

《实践医典》又名《秘诀本》（藏名《门阿据》），共九十二章，分章详尽论述各种疾病的诊断和治疗，并附有彩色手绘插图。

医疗诊治的疾病包括人体本身"隆""赤巴""培根"三因病症（普通疾病）、儿科疾病、妇产科疾病、神志疾病、创伤疮疡、中毒症、老年病症、滋养强体共八个分支。藏医理论将深奥的内容按总纲、处、品、会依次连贯起来进行论述称为串。其中，将身、病、治这三个互为因果关系事物串在一起称为因串；将身、病、症状、疗法互为依存关系者串在一起称为法串；将清除疼痛，健康无病获得圆满功德串在一起称为果串。这种将各种因素串起来的理念也体现了朴实的整合医学思想。针对上述八支疾病，具体施行治疗的方法包括十五类时机，一是治疗"隆""赤巴""培根"三因病症和合杂症的时机；二是治疗人体脏腑病症的时机；三是治疗各种热症的病症时机；此三类病症主要依据病症属性治疗。四至六是对症人体上半身、脏腑和男女性生殖器病症的时机，此三类病症主要依据病症部位治疗。七是在上述六类病症以下，治疗混合零星病症的时机；八是治疗惧生疮病症的时机；以上八类时机主要针对人体八支病症的普通疾病的治疗。包括治疗儿科疾病、妇产科疾病、神志疾病、创伤疮疡、中毒症、老年病症、滋养强体七支症症的治疗属于另外七类时机。

《实践医典》明确医学八支病症的全部内容和对应的八种治疗时机。记载内容翔实具体，囊括上至头顶囟门、下至脚底以上的各种疾病的治疗方法。对每种疾病的病因、发病原理、病症区分、症状治疗方法都做了详尽的图文描述。其中，病因又区分为近因、远因两种；发病原理包括引发、积聚、生发、发病因素；病症有内因、外因、属性、部位之区别；症状包括生发病症的因素、外现的疾病症状、利害关系；治疗方法包括治疗措施、治疗方式、对治方法等。藏医在治未病方面，提倡人与自然的和谐，强调善举、谨举、适宜饮食、规律起居、体弱者滋补有利于健康。

四、临床医典

《临床医典》又名《后序本》（藏名《其玛据》），共二十八章，论述了脉诊、尿诊、方剂药物的配伍、药物的炮制、功能和给药途径以及放血、艾灸、火灸、外敷、拔罐等治疗技术。

藏医认为通过诊断人体外部体征就可以诊断人体内部疾病、各种微细疾病以及外部创伤等。在各种病症的诊断方法中，最行之有效的是依赖触诊动脉的诊断方法，然后是依靠望诊尿液确诊病症和邪魔的方法。在掌握脉诊和尿诊两种方法的基础上，注释解说对症无任何其他病症相互混杂的单种疾病，首先施行能针对病症且快速缓解症状的汤剂类药剂治疗，其次施行药效缓急适中的消食类药剂治疗，再次为施行药效缓慢且能清除病根的珍宝丸类药剂治疗。药物治疗总的原则是对症任何病症，首先施行以汤药剂治疗，若不见效则服用药面剂治疗，还未消除病症则以珍宝药丸剂祛除病根。由于此三种治疗方法中，后者比前者效果持久且明显，因而须按先急后缓的治疗程序分步施行。因此，大部分寒热病症均能通过汤药剂、药面剂、珍宝药丸剂治愈。然而，消除皮肤、经络、关节等慢性顽固性病症通常施行膏药剂外贴治疗。通常，人体经历各类疾病后，阳气会削弱，加之有些药剂有一定毒性，在服用各种药剂后，施行油脂类药剂，补充营养，增强体质，加强各器官组织功能。除此之外，大部分因"培根"引发的寒性病症主要采用炼制灰面剂治疗，大部分热性病症主要采用配制膏药剂治疗，消除大部分因"隆"引发的病症，主要采用配制药酒治疗，经济条件许可的患者对症治疗可采用珍宝配制药丸，经济条件拮据的患者对症治疗可施行配制民间草药治疗。如果上述治疗方案不能缓解病症，则说明上述诸症不适宜施行五种药剂治疗，原因可能是身体羸弱不敌外因侵袭所致，故在治疗病症之前，首先施行油脂类药剂，此后采用对症血液、"赤巴"等病症采用向下导热泻积法；对症"培根"引发和中毒等病症采用向上引吐平息，外治胸椎以上病症采用鼻腔给药法，若似现在的局部治疗或鼻腔黏膜给药之策略；向下清除大小肠病症采用缓导法和"呐日哈"猛泻法。为确保以上各种疾病不再复发，施行病因根治法；清除各种病症后遗症通常采用外治法；对症热症后遗症通常采用放血疗法；消除寒症后遗症采用火灸法。对于各种合并症和疑难杂症需先对症，再决定施行不同疗法。其中，对症"培根"病为主引发的合并症、疑难杂症采用罨熨疗法；对症"赤巴"病为主的合并症、疑难杂症施行药浴法；对症"隆"病为主的合并症、疑难杂症采用涂擦法；如有必要，则需配合手术治疗方法。

临床医典包括医治对象的病症、医治病症的手段、医治病症的方法三方面。从《理论医典》描述的1212种病症中再除去808种近似偶然病症和沾染邪魔病症，剩余404种此生因果疾病就是《临床医典》所要医治对象的病症。不管如何区分病症类型，均能追溯到"隆""赤巴""培根"三个病因；在医治病症的手段方面，对症101种病症，各按10种主要医治方法施行治疗；在行为方式上，主要按世俗道德准则、佛法十善法则、季节特点规范行为等保持人体在正常生理状态下的日常行为。对症有所取舍的食料和饮食，禁止饮食干枯萝卜、生奶、混合奶、牦牛奶、芥子叶、未成熟荞麦面粥、青稞面粥等有害饮食；在生活方式上，患者不能按人体正常生理状态时的行为起居来生活，而应遵循病理状态下医生对行为起居的要求。

各种热症的汤药有：头痛病用三味人头骨汤，眼疾用五味铁屑灰汤，耳疾用两味木香汤，止鼻血用三味小蘗汤，治疗口腔疾病用六味黑矾汤，治疗舌症用三味烧砖汤，治疗咽喉疾病用五味乌头汤，治疗心脏疾病用三味肉蔻汤，治疗肺脏疾病用四味红景天汤，治疗肝脏热症用五味岩精汤，治疗胃热症用两味汉墨汤，治疗大肠热症用三味兔子草汤，治疗小肠热症用四味"蒽札"汤、可加药味止泻，治疗脾脏热症用三味丁香汤，治疗肾脏热症用四味红汤，治疗膀胱热症用三味刺蒺藜汤，治疗子宫热症用三味喜马拉雅紫茉莉汤，共十八剂汤药；风寒感冒，热病初起用三果汤（诃子、毛诃子、余柑子）、四味藏木香汤，治疗重症流行热症用五味蒂丁（茵陈）汤、四味蒂丁汤、四味诃子汤，祛除溃疡病用四味藏木香汤、四味紫檀、三味蒂丁汤，共八剂汤药；治疗口糜烂的汤药有：三味洗米汤、四味雌葫芦汤、两味大麻汤、三味红花汤、十味羌活汤、三味手掌参汤、三味苦参汤、四味甘草、五味喜马拉雅紫茉莉、四味蒂丁汤、三味石榴汤，共十一剂汤药；治疗热症的单味药物有：诃子、毛诃子、余柑子、纤毛婆婆纳、芫荽、铁汁、香附子、大株红景天、高山辣根菜、紫檀、苦参、茜草、龙胆、岩精、水葫芦（鱼蛋草）、杜仲、蒂丁，共十七剂单味汤药；以上总共五十四剂为治疗热症的汤药。

治疗寒症的药剂包括：三味生姜汤，再加配荜拨为四味光明盐汤，三味铁姜（久噶）汤，四味油松汤，五味石榴汤，三味杜鹃汤，六味红硇汤，五味肉桂汤，三味小豆蔻汤，蒜发生汤，两味柯子汤，两味灰碱汤，共十二剂汤药；治疗寒症单味汤药有：红硇、光明盐、白硇、陶土、干姜、棘豆、喜马拉雅紫茉莉，青稞秸节（茎节）、秸秆、青稞汁，踝骨，共十一剂单味汤药；治疗寒症药共二十三剂汤药。

此外，《临床医典》也较详细的描述了平息法、净治法和外治法等内容。平息法多应用冰片，净治法多用油脂涂抹，外治法多用火灸疗法。

第三章　常用藏药材简介

第一节　矿石类藏药材

白矾（Alumen）

【异　　名】明矾、钾矾、钾铝矾、钾明矾、十二水硫酸铝钾等。

【品种考证】《晶珠本草》记载："明矾清爽口气味，并且治疗骨骼病。"

【品种分类】矿物明矾石的一种。

【形态描述】为天然明矾石加工而成，白矾石微白色，状如酪渣，多为八面体或六面体，透明或半透明，破碎后断面有水晶光泽，坚硬，炮制后变为白色粉末，易溶于水。

【地理分布】产于甘肃、山西、河北、湖北、安徽、浙江、福建等地，资源丰富。

【药物来源】由矿物明矾石经加工提炼而成的结晶。

【入药部位】炮制加工后的明矾。

【采集炮制】拣净杂质，用时捣碎。先溶于水中，过滤除去不溶性杂质，蒸发除去滤液中的水分，低温静置，析出白色结晶。

【化学成分】含有结晶水的碱性硫酸铝钾，分子式为$KAl(SO_4)_2 \cdot 12H_2O$。

【药理作用】具有抗菌、抗阴道滴虫和收敛的作用。此外，还有利胆、止血和凝固蛋白的作用。

【性味功效】味酸、涩、咸，性凉，微毒。具治疗骨病、燥湿止痒、止泻止血、解毒杀虫之功效。

辰砂 （**Cinnabaris**）

【异　　名】朱砂、丹砂、丹粟、赤丹、汞砂、泽光砂等。

【品种考证】《四部医典》记载："辰砂固脉固软骨。"

【品种分类】有白辰砂、黑辰砂两种。

【形态描述】产自硫化物类辰砂族矿石，常与辉锑矿、黄铁矿、方解石等矿物共生。白辰砂为灰白或乳白色，黑辰砂为红紫色。均具银色光泽，形状大小不一，皱纹排列，比重大。

【地理分布】产于西藏、青海、甘肃、四川、湖南、贵州等地，资源丰富。

【药物来源】原矿石。

【入药部位】炮制后的纯净辰砂。

【采集炮制】劈开矿石，置于淘洗盘中，加水搅拌，因辰砂比重大而沉于底部。弃掉上部液体，除去杂石，用磁石吸尽铁屑，再用水淘去杂质，研成细粉。

【化学成分】硫化汞，含汞86.2%，硫13.8%，是炼汞最主要的矿物原料。

【药理作用】

1. 能降低大脑中枢神经的兴奋性，起到镇静的作用；

2. 外用能抑杀皮肤表面之细菌。

【性味功效】味甘，微寒，有毒。具清热解毒、镇养心神之功效。治疗肺热、肝热、脉热、骨端软骨缺血。外用治疗疮疡、疥癣、皮肤瘙痒等。

雌黄 （**Orpiment**）

【异　　名】黄丹。

【品种考证】本品始见于《月王药诊》。《四部医典》记载："雄黄雌黄治疣瘤，并且治疗疮糜烂。"《药名之海》记载："雌黄治疗邪魔病。"

【形态描述】为硫化物类雌黄族矿物雌黄，形成条件与雄黄相似，常与雄黄、辉锑矿共生。为不规则的块状，大小不一。分上中下三品：上品红色或深黄色，如马牙断面；中品如金纸重叠；下品青绿相杂如腐石。

【地理分布】产于西藏、青海、四川、湖南、云南等地，零星分布。

【药物来源】原矿物。

【入药部位】炮制后的矿物。

【采集炮制】天然矿石除去杂石、泥土即可供药用。常与雄黄共生。雄黄受热熔化为暗红色熔体，雌黄熔化为黄色熔体。炮制时取雌黄250 g，在石槽内砸碎成小颗粒，置于锅中，加山羊奶500 g，山羊肝100 g，加热煮沸，待奶液蒸发过半时，停止加热，滤去奶液，深埋地下，将剩余物冲洗干净，晾干备用。

【化学成分】砷的硫化物：含三硫化二砷（As_2S_3），其中砷61%，硫39%，通常带有杂质，如三硫化二锑（Sb_2S_3）、二硫化铁（FeS_2）、二氧化硅（SiO_2）等。

【药理作用】雌黄具有抑制急性早幼粒细胞白血病、乳腺癌、卵巢癌细胞株生长和诱导凋亡的作用。

【性味功数】味辛，性平，有毒。具解毒杀虫、止痛祛邪之功效。治疗恶疮、溃疡、黄水疮、蛇蝎毒虫咬伤、癫痫、邪魔病等。

雌石

【品种考证】《晶珠本草》记载："雌石为妇女膀胱结石，主要用于男性膀胱病。雄石为男性膀胱结石，主要用于妇女膀胱病。"《甘露小灯》记载："男性膀胱病用雌石有特效，妇女膀胱病用雄石药到病除。"

【品种分类】草酸盐结石、磷酸盐结石、尿酸及尿酸盐结石、胱氨酸结石。

【形态描述】

草酸盐结石：是较常见的一种结石，质地坚硬，圆形、卵圆形、星形，大小不一。纯草酸钙结石为白色，由于吸收了尿液及血液中的色素，成棕色以至深褐色。星形结石体部较小，易造成膀胱黏膜损伤，引起出血和感染。

磷酸盐结石：大多数磷酸盐结石由磷酸钙与草酸盐或磷酸铵混合而成。通常为单发性，增长较快，常形成卵圆形的较大结石，可填满整个膀胱腔。磷酸盐结石多为灰白色，也可因吸收尿液及血液中的色素变成棕色或其他颜色。结石表面平坦而略呈颗粒状，质脆而易碎。

尿酸及尿酸盐结石：大多数为纯尿酸结石，少部分由尿酸铵、尿酸钠组成，圆形或椭圆形，黄色或深褐色，表面光滑或呈轻度颗粒状，质地较硬，大小不一，单发或多发。多发时，结石相互挤压而成多面体状。

胱氨酸结石：为淡黄色小颗粒状结石，表面光滑或呈颗粒状，质硬或柔软。暴露于空气后，结石颜色变深甚至呈黄绿色。

【药物来源】女性膀胱结石。

【入药部位】炮制后的结石。

【化学成分】草酸盐、磷酸盐、尿酸及尿酸盐、胱氨酸等。

大青盐（Halite）

【异　　名】胡盐。

【品种考证】《四部医典》记载："大青盐有益眼睛。"《药名之海》记载："大青盐消寒肿。"《图鉴螺眼》记载："大青盐状如硒砂而有红色光泽。"

【形态描述】为盐湖水蒸发生成的天然盐，白色兼有红色光泽。有的出现于沉积岩层中，呈致密块状的岩盐层；有的出现于气候干热地区的封闭盆地盐湖，呈粉末状；有的出现于沙漠地带盐泽中的石盐，常呈粉末状。

【地理分布】产于青藏、新疆、内蒙古等地的众多盐湖，尤以青海产的质量为佳，资源丰富。

【药物来源】卤化物类矿物盐的结晶。

【入药部位】原盐。

【采集炮制】全年均可采集。采后沥尽母液，自然干燥。

【化学成分】氯化钠，含少量钙、镁、硫酸盐、铁和微量砷等杂质。

【药理作用】维持细胞液容量和渗透压，与体内水分平衡、血液循环等均有密切关系。内服食盐的稀溶液，能促进胃液分泌，增加胃酸而帮助消化；有刺激肠黏膜的作用，有利于代谢产物排出体外。

【性味功效】味咸，性寒，无毒。具清热凉血、消食破积、消痞块、提升胃阳之功效。治疗吐血、衄血、食积痞块、大便干燥、培隆并病、寒性痞瘤等症。

滑石 （Talcum）

【异　　名】液石、脱石、番石、冷石、共石等。

【品种考证】本品始见于《月王药诊》。《四部医典》记载："滑石功效利脉病，雌石治疗结石病。"《药名之海》记载："滑石功效通脉络。"

【形态描述】本品为镁的硅酸盐矿物，属于三八面体矿物，多产于变质岩中。呈白色或黄白色，表面有珍珠样光泽，半透明或不透明。质软而细致，手摸有顺滑感，用指甲即可刮下白粉。硬度为 $1°\sim1.5°$，比重 $2.5\sim2.8$ g/cm³。

【地理分布】产于西藏、青海、甘肃等地，资源丰富。

【药物来源】原矿石。

【入药部位】炮制后的原矿物。

【采集炮制】自变质岩中采出，去杂。

【化学成分】硅酸镁盐矿物，分子式为 $Mg_6[Si_8O_{20}](OH)_4$，含二氧化硅、氧化镁。

【药理作用】

1.消肿作用：滑石有明显减轻关节浮肿的作用。

2.利尿作用：有一定的利尿作用，但作用时间较短。

3.对皮肤、黏膜的保护作用：撒布于发炎或破损组织的表面时，可形成保护性膜；内服时可以保护胃肠黏膜而发挥镇吐、止泻作用，尚可阻止毒物在胃肠道的吸收。

4.抗菌作用：对伤寒杆菌、副伤寒杆菌、脑膜炎双球菌有抑制作用。

【性味功效】味甘，性凉。具清利通络、利尿通淋、清热解暑、祛湿敛疮之功效。内治热淋、尿热涩痛、暑湿烦渴、湿热水泻，外治湿疹、湿疮、痱子。

龙齿（Fossili Dentis Draconis）

【异　　名】白条牙、青条牙。

【品种考证】《晶珠本草》记载："豹犬齿和龙犬齿，治疗牙痛并固齿，配入虫药治虫牙。"

【品种分类】龙齿和龙犬齿。

【形态描述】龙齿和龙犬齿为古代哺乳动物牙齿的化石，呈灰白色或白色，质疏松，无光泽，粘舌性强。

【地理分布】西藏、青海、甘肃、云南均有零星分布，资源稀少。

【药物来源】原化石。

【入药部位】炮制后的化石。

【采集炮制】洗净泥土，明煅。

【化学成分】主要含碳酸钙、磷酸钙，尚含少量的铁、钾、钠、硫酸根等。

【药理作用】镇惊安神，清热除寒。

【性味功效】味涩，性平。具坚固牙齿之功效。主治惊悸癫狂、烦热不安，配伍治疗牙虫。

龙骨（Dracoins）

【异　　名】花龙骨、白龙骨、青化龙骨、五花龙骨等。

【品种考证】本品始见于《月王药诊》。《四部医典》记载："龙骨去腐治疣瘤。"《药名之海》记载："龙骨治头病骨毒。"

【品种分类】龙骨、五花龙骨。

【形态描述】古代哺乳动物的化石。龙骨呈骨骼状或已破碎呈不规则的块状，表面呈灰色或黄白色。质硬且断面不平整。五花龙骨具层状结构，骨质酥脆，易剥落散碎，有极强的吸湿性，用舌舔之有吸力，常用毛边纸粘贴。

【地理分布】西藏、青海、云南、甘肃均有零星分布。

【药物来源】原化石。

【入药部位】炮制后的龙骨。

【采集炮制】净泥土，明煅。

【化学成分】主要含羟基磷酸钙、碳酸钙，尚含有铁、钠、钾、硫酸根等离子。

【药理作用】

1. 镇静、催眠、抗惊厥作用：20%龙骨混悬液20 mL/kg给小鼠灌服，能显著增加戊巴比妥钠的催眠率；对回苏灵（二甲弗林）所致惊厥亦有对抗作用。

2. 止血作用：20%龙骨混悬液20 mL/kg给小鼠灌服，有缩短正常小鼠凝血时间的作用。

【性味功效】味涩，性平。具安神止痛、生肌敛疮、止腐烂、续骨之功效。主治惊痫癫狂、骨折刺痛、瘿瘤、狗咬伤、淋巴肿胀等。

雄黄 （Realgar）

【异　　名】明雄黄、石黄、黄金石。

【品种考证】本品始见于《月王药诊》。《四部医典》记载："雄黄雌黄治疣瘤，并且治疗疮糜烂。"

【形态描述】硫化物类矿物雄黄族雄黄的矿石，属单斜晶系。低温热液、火山热液矿床中的典型矿物，与雌黄紧密共生，通常呈块状或粒状几何体，深红色或橙红色，表面常附有橙黄色粉末。质脆，较轻，易碎，断面粗糙具有树脂样光泽，长期受光作用发生破坏而变为淡橘红色粉末。有特异硫黄臭气。硬度1.5~2，比重34~3.6 g/cm³。

【地理分布】产于西藏、青海、甘肃、四川、贵州等地，资源丰富。

【药物来源】原矿物。

【入药部位】炮制后的矿物。

【采集炮制】天然的雄黄结晶分散夹杂在矿石中，质软如泥，见空气即变坚硬。采集时取其熟透部分，除去杂质。炮制时将雄黄与山羊奶、山羊肝一起加热煮沸，雄黄晾干，清水冲净即可。

【化学成分】硫化物类矿物雄黄族雄黄，主含二硫化二砷（As_2S_2），少量其他重金属盐。

【药理作用】

1. 抗菌作用：雄黄水浸剂对金黄色葡萄球菌、人体结核杆菌、变形杆菌、绿脓球菌及多种皮肤真菌均有不同程度的抑制作用；

2. 抗肿瘤作用：能抑制移植性小鼠肉瘤S-180的生长，并对细胞有腐蚀作用；

3. 毒副作用：肠道吸收后能引起吐、泻、眩晕甚至惊厥，慢性中毒能损害肝、肾的生理功能；

4. 抗血吸虫作用。

【性味功效】味辛、苦，性温，有毒。具败毒抗癌、祛痰镇惊、杀虫疗疮、消炎退肿之功效。治疗恶疮、疣瘤、皮肤感染、蛇蝎咬伤、梅毒等。

钟乳石（Stalactitum）

【异　　名】石钟乳、钟乳、公乳、留公乳。

【品种考证】《晶珠本草》记载："本品状如母牛乳头，外表有皱纹，中心有乳道洞，颜色不一，多为淡蓝色，捣碎时有焦角味。"《甘露本草明镜》记载："帕奴为淡蓝色，大小不一，坚硬，状如母牛乳头，中心有乳道洞，表面粗糙，有皱纹，捣碎时有焦角味。考古者认为：钟乳石为动物的化石。"《蓝琉璃》记载："本品颜色不一，具焦角味，细分为雌、雄、中性三种。"

【形态描述】钟乳石为漫长的地质历史中和特定地质条件下碳酸盐岩地区洞穴内形成的石钟乳、石笋、石柱等不同形态碳酸钙沉淀物的总称，呈圆柱形或圆锥形，大小不一。每一个钟乳石开始于一滴载有矿物的水滴。当水滴落下，留下了很薄的一点方解石圈，内部形成非常细的中空管。方解石表面呈白色、灰白色或灰褐色，凹凸不平，质坚而重。

【地理分布】主要分布于西藏、甘肃、云南、四川等地，资源丰富。

【药物来源】为碳酸盐类矿物钟乳石矿石。

【入药部位】炮制后的矿物。

【采集炮制】除去杂石，碎成小块，放入铁锅中，加乌头、火硝及适量水文火煎煮，取出后用水洗净，晒干。

【化学成分】主要成分为碳酸钙，存在少量铜和铅。

【性味功效】味涩，性温。具补筋络、愈韧带之功效。主治肌肉韧带破裂、创伤。

第二节　木本类藏药材

巴豆（丹查若布）（*Croton tiglium* L.）

【异　　名】双眼龙、江子、芒子。

【品种考证】《晶珠本草》记载："丹查若布绕生于温暖之地，粗而长，茎大，体似大黄，节间短于大黄，叶柄和茎中空，叶大小如蜀葵叶，五至九裂，花白色，多数生于茎顶，遍被刺毛，果如三龟相对，内有黑色种子，小而圆滑，微粗糙。"《甘露本草明镜》记载："丹查若布根粗而长，茎细而常绿，具分枝，叶黄绿，粗糙，心形，先端尖，边缘具锯齿，柄长，花淡棕色。"

【形态描述】灌木和小乔木，幼嫩部分被白粉。叶互生，类圆形，顶端短尖，掌裂至半部，裂片边缘具锯齿；花单性同株，无花瓣，圆锥花序与叶对生，长10～30 cm，下部雄花，上部雌花；花被3～5裂，雄花雄蕊多数，雌花子房3室，各1胚珠；蒴果椭圆形，略现三棱，长10～20 mm，具软刺；种子椭圆形，一面略扁平，长8～16 mm，宽6～10 mm，表面光滑，具淡红棕色与黑棕色相杂的斑纹；花期4—7月，果期7—10月。

【地理分布】分布于西藏、贵州、四川和云南等地。全国各地栽培，资源丰富。

【药物来源】大戟科巴豆属植物巴豆树。

【入药部位】干燥成熟果实。图3-1为巴豆果实示意图。

【采集炮制】9—10月采集成熟的果实，晒干，剥去果皮，留种子。

【化学成分】种子含巴豆子油40%～50%。其中游离脂肪酸主要包括棕榈酸、蓖麻酸、硬脂酸、亚麻酸、油酸、亚油酸等。

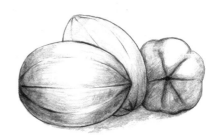

图3-1　巴豆果实示意图

另外，还含有脂肪酶、植物凝集素、蓖麻毒蛋白、芦丁、芹菜苷元、绿原酸、挥发油、蓖麻碱、氨基酸等。

【药理作用】

1.泻下作用：巴豆内服后在小肠内生成蓖麻酸，可增强小肠的蠕动，加速肠容物的排泄。

2. 抗菌作用：巴豆对金黄色葡萄球菌有较强的抑菌作用。

3. 抗艾滋病毒作用：巴豆对艾滋病毒感染的H9细胞株有特异性杀伤作用。

【性味功效】味甘，辛热。具润肠通便、逐痰催吐、泻毒火之功效。主治中毒、消化不良、隆、赤巴、培根失调引起的综合征。有毒。

白胡椒（*Piper nigrum* L.）

【异　　名】昧履支、浮椒、玉椒。

【形态描述】多年生常绿藤本植物。蔓近圆形木栓后呈褐色，主蔓上有顶芽和腋芽；单叶互生，椭圆形或心形，全缘；花穗着生于枝条节上叶片的对侧，雌雄同花；果实球形，单核浆果，成熟时显黄绿色至红色。

【地理分布】分布于海南、藏南地区，资源较丰富。

【药物来源】胡椒科植物胡椒。

【入药部位】干燥近成熟或成熟果实。

【采集炮制】秋末采收，水浸渍数日，去果肉，晒干即可。

【化学成分】含多种生物碱，如番木鳖碱、马钱子碱、甲基伪马钱子碱、可鲁勃林等。马钱子碱占总生物碱的1.8%～5.3%。此外，还含有绿原酸、棕榈酸、环木菠萝甾醇棕榈酸酯及脂肪、蛋白质、多糖等。

【药理作用】

1. 神经兴奋作用：胡椒生物碱有兴奋脊髓的反射功能，兴奋延髓的呼吸中枢和血管运动中枢等作用，大量食用可引起惊厥。

2. 镇咳作用：马钱子碱有明显的镇咳作用。

【性味功效】味辛，性温。具温中散寒之功效。主治风寒感冒、食欲不振、脘腹胀痛、呕吐泄泻等症。

柏树 [*Platycladus orientalis*（L·）Franco，*Sabina convallium* Rend.et Wils. Cheng et W.T. Wang]

【异　　名】圆柏、侧柏、香柏。

【品种考证】本品始见于《月王药诊》。《妙音本草》记载："圆柏杜松具甘露，罨浴药物皆适合，消除肿胀和麻木，发汗要用圆柏叶。"《四部医典》记载："刺柏治肾热疗毒。"《药名之海》记载："刺柏清解下体热，果如甘露能滋补。"

【品种分类】分为密枝圆柏（细叶圆柏）、祁连圆柏、大圆柏（侧柏）等。

【形态描述】

大圆柏（侧柏）［*Platycladus oriental*（L.） Franco.］

常为乔木，在高海拔地带呈灌木状。树皮灰褐色，裂成薄条片脱落；鳞形叶绿色或黄绿色，交互对生，有时被蜡粉，背面拱圆，常在上部有钝脊，中部有明显的条状椭圆形腺体，干后成槽；刺叶常生于幼树，3叶交叉轮生；球果宽卵球形，成熟前绿色或有黑色小斑点，常翌年成熟，熟时红褐色至黑色；种子1粒，宽卵形或近圆形，顶端有钝尖头，具树脂槽。图3-2为侧柏枝示意图。

密枝圆柏（细叶圆柏）［*Sabina convallium*（Rehd.et Wils）Cheng.］

常为乔木，在高海拔地带呈灌木状。枝条直，树皮灰褐色，裂成不规则片状剥落。刺叶仅生于幼树，3叶轮生，披针形；鳞形叶交互对生，先端钝，背面拱圆，中部具明显微凹的腺体，干后腺槽明显；球果位于弯曲小枝顶端，圆锥状或近球形，通常翌年成熟，熟时变红褐色；种子1粒，圆锥状球形，上端有侧生的棱脊，基部圆，顶端尖，具树脂槽。

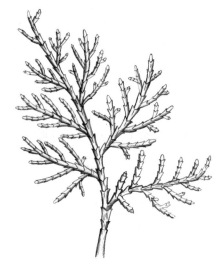

图3-2　侧柏枝示意图

【药物来源】柏科侧柏属植物大圆柏和圆柏属植物密枝圆柏。

【入药部位】树叶、树根、果实。

【性味功效】柏树叶广泛用于治疗各种内出血（属热证者）；柏树根具有清热解毒之功效，主治发热烦躁、小儿高烧、吐血等症。

柽柳（*Tamarix chinensis* L.）

【异　　名】疏花水柏枝、沙柳、臭红柳。

【品种考证】《度母本草》记载："柽柳河川沙地生，茎空色紫细而长，花色红紫成穗状，叶片细长显青色，其味苦而稍许甘，功效治疗肉毒症，此药不治无药治。"《宇妥本草》记载："柽柳生于河沙滩，叶片绿色果实小，治疗一切中毒症。"《药名之海》记载："柽柳治疗毒热症。"

【形态描述】灌木或小乔木，高4～6 m。枝红紫色或淡棕色；叶卵状披针形，先端急尖或略钝；花期5—6月，总状花序顶生，花粉红色，苞片条状披针形，萼片卵形，花瓣矩圆形，柱头3枝；采期8—9月，蒴果，长3～4 mm。

【入药部位】干燥细枝嫩叶。

【采集炮制】除去老枝及杂质，洗净，稍润，切段，晒干。

【性味功效】味甘，辛。具疏风解表、透疹解毒之功效。用于风热感冒、皮肤瘙痒、麻疹初起、风湿痹痛等症。

诃子（*Terminalia chehula* Retz.）

【异　　名】诃黎勒、诃黎、随风子。

【品种考证】《四部医典》记载："诃子分为常胜、无畏、甘露、增盛、干瘦五种。"《度母本草》记载："诃子树高大，叶厚，花黄色，果实分为八种、七种或五种。"《蓝琉璃》记载："诃子树高大，外皮的颜色似核桃树的中层皮，叶厚，色青，花黄色，果实有黑黄两类，黄色者又可分为八种或五种类。"《甘露本草明镜》记载："诃子为乔木，树皮暗褐色，多分枝，叶表面淡青色，叶背灰白色卵圆形全缘，顶端尖锐，叶柄长，对生，花腋生，色黄，六至八月开花；果实表皮黄色，头尾细长，中间较厚，干后表面显多层纹，种仁坚硬。"

【形态描述】乔木，高15～30 m。树干圆柱形，树皮暗褐色，常纵裂。叶近对生，叶片革质，椭圆形或卵形，先端急尖，基部圆形或阔楔形，全缘；花期6—8月，花序顶生或腋生，形成总状或短圆锥状；苞片锥形或披针形，早落；花两性，黄色；花萼杯状，裂片三角形，内侧密被白色棉毛；花瓣缺；雄蕊10枝，着生于萼筒上，长于花萼；花药心形，先端具尖头；子房下位，卵形或椭圆形，花柱伸出于花萼外与雄蕊近等长；果期8—10月，果卵形，略肉质，黄褐色，干时具不明显5棱；种子1枚。图3-3为诃子示意图。

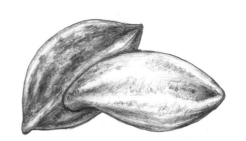

图3-3　诃子示意图

【地理分布】分布于藏南、云南等地，资源较丰富。

【药物来源】使君子科植物诃子。

【入药部位】干燥果实。

【采集炮制】8—10月果实成熟时摘取，除去杂质，晒干；用时辗碎。

【化学成分】主要成分为诃子酸、诃黎勒酸、没食子酰葡萄糖、鞣云实精、诃子素、原诃子酸、没食子酸、榄仁萜酸、莽草酸、奎宁酸、番泻苷等。

【药理作用】

1. 抗氧化作用：诃子醇提取物能显著抑制维生素C合并硫酸亚铁透发的小鼠肝与肺匀浆及线粒体膜脂质过氧化；小鼠灌胃诃子鞣质可有效对抗亚硝酸钠和氨基比林引起的小鼠肝脏的急性损伤；诃子鞣质具有明显清除O_2^-的作用。

2. 抗菌作用：诃子水提液对痢疾杆菌、伤寒杆菌、绿脓杆菌、变形杆菌、金黄色葡萄球菌、溶血性链球菌、肺炎链球菌及白喉杆菌均有明显抑制作用。对志贺、福氏Ⅱa和Ⅲ及宋内氏痢疾杆菌均有显著抑制作用。

3. 解痉作用：诃子素对平滑肌有解痉作用。

【性味功效】味涩、酸、苦，性平。具滋补养身、涩肠止泻、舒心明目之功效。主治隆、赤巴、培根诱发的便血脱肛，久泄久咳，咽痛音哑等症。

马钱子 (*Strychnos nux-vomica* L.)

【异　　名】高希腊、番木鳖、苦实、马前、牛眼。

【品种考证】《晶珠本草》记载："高希腊茎白色，有青色的光泽；花白，果肉黄色，内含扁楔形种子，种子坚实有毛。"《如意宝树》记载："高希腊可治疗急性中毒和热性疾病，此药和元胡都是治疗急性中毒的良药。"

【形态描述】常绿乔木，高10～20 m。叶对生，有柄；叶片广卵形，先端急尖或微凹，全缘，革质。聚伞花序顶生，花小，白色，近无梗；花萼先端5裂；花冠筒状；雄蕊5枚；子房上位，花柱长与花冠相近。浆果球形，直径6～15 cm，成熟时橙色；种子3～5粒，质坚硬，圆盘形，密被银色茸毛，种柄生于一面的中央，无臭，味极苦。

【地理分布】分布于印度、越南、缅甸、泰国、斯里兰卡，资源较丰富。

【药物来源】马钱科植物马钱。

【入药部位】干燥成熟的果实或种子。

【采集炮制】冬季采集成熟的果实，取出种子，洗净附着果肉，晒干。

【化学成分】含多种生物碱，如番木鳖碱、马钱子碱，有少量可鲁勃林、伪番木鳖碱、番木鳖次碱、番木鳖苷、马瓦箭毒素、伪马钱子碱、绿原酸、棕榈酸及脂肪、蛋白质、多糖类等。

【药理作用】

1. 神经兴奋作用：具有兴奋脊髓的反射功能、兴奋延髓的呼吸中枢和血管运动中枢等作用，大量食用则会引起惊厥；

2. 镇咳作用：马钱子碱有明显的镇咳作用。

【性味功效】味辛，性温，有毒。具散结消肿、杀虫、愈疮之功效。治疗培根瘀紫症、中毒症。

宁夏枸杞（*Lycium barbarum* L. var. barbarum）

【异　　名】红耳坠、地骨子。

【品种分类】茄科植物白枸杞。

【形态描述】灌木或经栽培后而成小乔木状，高可达2~3 m。枝灰白色或灰黄色，有刺。叶在长枝上互生，短枝上丛生，披针形或椭圆形，先端急尖，基部楔形，下延成细长柄。花果期5—10月。花在短枝上与叶丛生，在长枝上单生于叶腋；花萼钟形；花冠紫红色，漏斗形；花丝近基部及冠筒内同一水平处

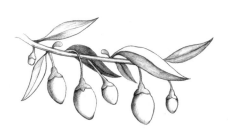

图3-4　枸杞示意图

密生一圈绒毛；浆果红色；种子多数。图3-4为枸杞示意图。

【地理分布】分布于青海、宁夏和甘肃等地，资源丰富。

【药物来源】茄科植物枸杞。

【入药部位】茄科植物枸杞的成熟果实（枸杞子）或根皮（地骨皮）。

【采集炮制】果实成熟时采收，晾至皮皱后，再暴晒至外皮干硬，果实柔软，除去果梗；挖取根皮，晾干即可。

【化学成分】枸杞子中含有果糖、蔗糖和葡萄糖、枸杞多糖，19种氨基酸（包括8种必需氨基酸）和蛋白质；鲜果中含有丰富的甜菜碱、胡萝卜素、维生素C、维生素B、维生素E、维生素D和有机酸类，锰、锌、铜等微量元素。

【药理作用】

1.免疫作用：枸杞子多糖可明显提高正常小鼠经ConA诱导的脾脏T淋巴细胞的增殖反应，对巨噬细胞在非特异性抗肿瘤或特异性抗肿瘤过程中具有激活作用，对小鼠白细胞介素-2活性有增强作用；

2.保肝、抗脂肪肝作用：枸杞子的水浸液对由CCl_4引起的肝损害有保护作用，可促进肝细胞新生；

3.调血脂作用：枸杞子水煎液可增强实验性高脂血症大鼠血脂及肝脂的降脂作用；

4.抗肿瘤作用：鲜枸杞提取物具有明显的抗肿瘤活性；

5.其他作用：抗辐射、保肝、降血压等作用。

【性味功效】果实味甘，性平。具滋补肝肾、益精明目之功效。治疗头痛头

晕、健忘失眠、妇科病。根皮味甘，性寒。具清热退烧、凉血降压之功效。治疗肺热咳嗽、糖尿病、高血压等。

漆树（西日勘扎）(*Toxicodendron vernicifluum* Stokes F. A. Barkl.)

【异　　名】干漆、木漆。

【品种考证】《度母本草》记载："西日勘扎是漆树分泌的汁液，漆树株粗大，表面先老，蓝色，多分枝，似陈旧的金刚，汁液甚多，该液汁制成的膏，称为西日勘扎，是泻药中的主药之一。"《蓝琉璃》记载："漆树高大，状如老人的躯体，蓝色，多分枝，汁液多，用药时其汁液制成的膏即称为西日勘扎。"

藏医用漆树科植物漆树的根、树皮、叶、种子渗出的汁，制成膏状物，作为西日勘扎入药。

【形态描述】落叶乔木，高达 20 m。树皮灰白色，粗糙，成不规则的纵裂，小枝粗壮，有棕色柔毛；奇数羽状复叶互生，小叶 9～15 片，具短柄，卵状椭圆形，先端渐尖，长 6～15 cm，宽 2～5 cm。花期 5—6 月，黄绿色小花，成圆锥花序，腋生，有短柔毛，花杂性或雌雄异株；萼 5 裂；花瓣 5 片；雄蕊 5 个；子房上位，花柱 3 个；果序下垂，核果扁圆形或肾形，棕黄色，果核坚硬。果熟期 11 月。

【地理分布】分布于西藏波密及甘肃、四川等大部分地区，资源丰富。

【药物来源】漆树科植物漆树。

【入药部位】漆树的树脂经加工后的干燥品。

【采集炮制】夏季收集割破树皮后流出的渗出物，制成膏状物后入药。取漆树流出的渗出物制成的膏，置于砂锅中，加白酥油，稍煮开后，取出入药。

【化学成分】含儿茶酚、漆酚、树胶等。

【性味功效】味涩，甘，具毒。具生肌敛疮、托里排脓之功效。主治久治不愈的糜烂性疮、陈旧性的热性黄水病、妇女病等。

秦皮（达布桑）(*Fraxinus suareolans* W.W.Smith)

【异　　名】岑皮、秦白皮、木皮、蜡树皮。

【品种考证】《晶珠本草》记载："达布桑产于南方温热地的林中。皮似杨树粗皮，外表皮灰色，内为青色，浸泡于水中，汁液为青色。"《甘露本草明镜》记载："多年生乔木，茎粗大，皮子灰白色，平坦或稍糙，分枝多，似杨树叶密生，绿色，边缘具锯齿，叶柄长，叶轮生。"

现藏医所用的达布桑为木樨科植物大叶梣，其树皮外表面灰棕色，粗糙，用热水浸泡片刻，水浸液显青色，与上述文献记载相符。

【形态描述】为落叶乔木，高达15 m。树皮灰白色，裂皱浅细。羽状复叶对生，有长柄。小叶3～7片，卵形，顶端1片最大，长8～11 cm，宽4.5～6.5 cm；基部1对最小，长4～6 cm，宽3～4.5 cm。春末开浅绿色小花，与叶同时开放，成顶生及侧生圆锥花序，雌雄异株或杂性；花萼细小，4裂；无花冠；雄花有雄蕊2个；子房

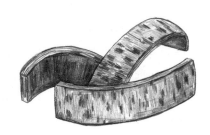

图3-5 秦皮示意图

上位，花柱细长，柱头2浅裂；翅果窄长倒披针形，小坚果位于翅的基部。图3-5为秦皮示意图。

【地理分布】主要分布于西藏、四川、贵州、云南等地区，资源丰富。

【药物来源】木樨科植物大叶梣或宿柱白蜡树。

【入药部位】枝皮或干皮。

【采集炮制】春秋季修整树枝时，剥取树皮，洗净，切丝，晾干。

【化学成分】主含香豆精类化合物，如马栗树皮苷、马栗树皮素、秦皮苷、秦皮素、丁香苷、宿柱白蜡苷等。

【药理作用】

1.抗菌作用：对表皮葡萄球菌、绿脓杆菌、伤寒杆菌、白喉杆菌、人型和牛型结核杆菌等有抑制作用，对甲型流感病毒57-4株和钩端螺旋体也有抑制作用；

2.抗炎镇痛作用：马栗树皮苷能抑制大鼠的棉球肉芽肿，对豚鼠紫外线照射背部引起的红斑反应也有抑制作用，马栗树皮苷有微弱的小鼠热板镇痛作用；

3.对痛风性关节炎的作用：大鼠及兔试验中，各种途径给予马栗树皮苷均可增进尿酸的排泄；

4.抗过敏作用：马栗树皮素对过敏反应释放白三烯引起的血管收缩有保护作用。

【性味功效】味涩，苦，性凉。具愈合骨折、消炎止痛之功效。主治骨折引起的烧痛、骨质增生、骨髓炎、骨结核等。

贝嘎 （*Boswellia carteri* Birdw.）

【异　　名】乳香、芸香。

【品种考证】《甘露本草明镜》记载："贝嘎树的树脂分几种，上品产自印度，

状如马牙，是剧夜贝嘎树的树脂。树干棕黄色，坚硬，有分枝，形态如核桃树，夏秋天渗出树脂，数天后成白色，状如马牙。叶子草绿色，卵形，近全缘，叶脉清晰，两面被白色的柔毛，叶对生，奇数羽状复叶。花黄色，花瓣五片，腋生。"《晶珠本草》记载："贝嘎分为两种，产于阿里地区者为白色，状如马牙，称为贝嘎（白芸香），为上品。珞瑜和门隅产的为紫色，称为贝木（紫芸香），为下品。"

藏医目前临床使用的贝嘎有乳香和白芸香两种，以乳香为多。

【形态描述】矮小灌木，树干粗壮，树皮光滑，淡棕黄色，粗枝的树皮鳞片状，逐渐剥落。叶互生，密集或于上部疏生，奇数羽状复叶，叶柄被白毛；小叶7～10对，无柄，卵形，边缘有不规则的圆齿裂，或近全缘，两面均被白毛或无毛。花小，总状花序，苞片卵形，花萼杯状，先端5裂。花瓣5片，淡黄色，卵形，长约为萼片的2倍，先端急尖；雄蕊10枚，着生于花盘外侧，花丝短；子房上位，3～4室，每室具2个垂生胚珠，柱头头状，核果倒卵形；果皮肉质，肥厚，每室具种子1枚。

【地理分布】分布于北埃塞俄比亚、索马里以及南阿拉伯半岛、苏丹、土耳其印度等地，资源较丰富。

【药物来源】橄榄科植物乳香树。

【入药部位】树皮部切伤后渗出的油胶树脂。图3-6为乳香示意图。

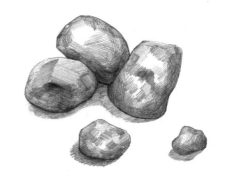

图3-6 乳香示意图

【采集炮制】春、夏均可采收，由下向上切伤树干皮部，使树脂从伤口渗出，数天后凝成干硬的固体，收集即可。

【化学成分】含树脂、树胶、挥发油。树脂的主要成分为游离α、β-乳香脂酸，结合乳香脂酸，乳香树脂烃；树胶为阿糖酸钙或镁盐、西黄芪胶粘素、苦味质。挥发油呈淡黄色，芳香味，含蒎烯、柠檬烯及α、β-水芹烯等萜类物质。

【性味功效】味涩，苦。具敛黄水、愈疮疡之功效。主治黄水病、隆病、皮肤病、阴囊肿胀等症。

沙棘 （*Hippophae rhamnoides* L.）

【异　　名】醋柳、黑刺果、酸刺。

【品种考证】始见于《月王药诊》。《妙音本草》记载："沙棘毒糙满身刺，果实如同红鼠崽，其味甚酸刺舌头，自身功效治肺病。"《度母本草》记载："沙棘毒糙长满刺，分为白黑两大种，树干长得高又大，叶片小而灰白色，果实如同金豆子，阴坡山沟林缘生，其味很酸又刺舌，大沙棘果破水银，小沙棘果治肺病。"《四部医典》记载："沙棘果挖除肺脓，化除血瘀治培根。"

【品种分类】肋果沙棘、河川沙棘、西藏沙棘三种。

【形态描述】灌木或小乔木。

西藏沙棘（*Hippophae thibetan* Schlecht.）

落叶灌木，高10～40 cm。嫩枝褐绿色，密被银白色带褐色鳞片或有时具白色星状柔毛，老枝灰黑色，粗糙，通常有针刺。叶互生，线形或线状披针形，先端渐尖，全缘，无柄或近无柄，两面均被银白色鳞片。花期5—6月，雌雄异株，花先于叶开放；雄花小，无柄；雌花具短柄，黄色。果期9月，核果卵圆形，橘黄色或红色；种子1粒，阔椭圆形至卵形，有黑褐色光泽。

【地理分布】分布于青海、西藏、甘肃、四川等地区，资源丰富。

【药物来源】胡颓子科植物沙棘属沙棘。

【入药部位】果实入药。图3-7为沙棘果实示意图。

【采集炮制】采集成熟果实后砸碎，加水煎煮两次，合并水煎液，过滤，滤液浓缩成膏状，备用。

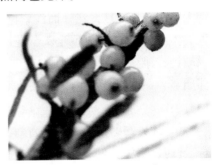

图3-7　沙棘果实示意图

【化学成分】主要含有异鼠李素、槲皮素、儿茶素、山奈酚及杨梅酮等黄酮类化合物；熊果酸、齐墩果酸、洋地黄苷、谷甾醇、卵黄磷蛋白醇、羽扇豆醇、α-香树精、β-香树精、无色矢车菊素、无色飞燕草素、洋地黄皂苷、紫云英苷及橡醇萜类等甾体类化合物；苹果酸、琥珀酸、柠檬酸、酒石酸、棕榈酸、月桂酸、肉豆蔻酸、硬脂酸、十六烯酸、油酸、亚油酸及亚麻酸等多种有机酸类；维生素、糖类及微量元素等。

【药理作用】

1.抗心律失常：沙棘总黄酮能明显对抗培养心肌细胞团自发性搏动节律失常，并抑制氯化钙、异丙肾上腺素对培养心肌细胞的正性频率效应；

2.降血脂：具有降低血浆胆固醇、减少血管壁中胆固醇含量的作用，能防治高脂血症和动脉粥样硬化症；

3.保肝作用：沙棘籽油可减轻四氯化碳对实验动物腹腔注射引起的肝损伤；

4.具有抗疲劳和增强机体活力的作用；

5.具有保护和加速修复胃黏膜、增加肠道双歧杆菌的作用；

6.具有促进伤口愈合的作用。

【性味功效】味酸，性平。具清热止咳、活血散瘀之功效。主治咳嗽痰多、瘀血闭经、消化不良、胃壁溃疡。

唐古特瑞香（*Daphne tangutica* Maxim.）

【异　　名】陕甘瑞香、冬夏青、甘青瑞香、金腰带、千年矮、省相那玛（藏语）。

【品种考证】《度母本草》记载："陕甘瑞香常绿树，冬季也有叶和花。"《四部医典》记载："瑞香果实治虫病。"

【形态描述】常绿灌木，高30～60 cm。枝粗壮，小枝幼时疏生黄色短柔毛。单叶互生，革质，无柄，条状披针形或长圆状椭圆形，全缘，边缘常反卷，两面均无毛。花期6月，花外面浅紫色或紫红色，内面白色，近顶处紫色，无毛，无梗，芳香，常数花成顶生头状花序，具总苞；花被筒状，无毛，裂片4，卵状，顶端钝；雄蕊8枚，排列成2轮，花丝很短，分别着生于花被筒上部及中部，花药明显，藏于花被筒内；柱头头状，子房球形。果期7—10月，果肉质，红色，柄有毛。

【地理分布】产于西藏、青海、甘肃、四川及云南地区，资源丰富。

【药物来源】瑞香科植物唐古特瑞香。

【入药部位】以叶、茎皮、果、花等部位入药。

【采集炮制】6—7月采花，晾干。9—10月采根、叶、皮、果、拣净杂质，晒干。

【化学成分】主要含有香豆素类、二萜类、木质素类、黄酮类、蒽醌类及甾醇类等成分。

【药理作用】

1. 具有抗炎、抗病毒和抗菌活性；

2. 具有镇痛、镇静、催眠、降压活性；

3. 具有抗疟、杀虫和抑菌的作用。

【性味功效】味甘苦，性温平，有毒。具提升胃阳、祛风除湿、散瘀止痛、杀虫之功效。治疗胃寒、骨痛、关节腔积水及寄生虫病等。

卫矛（*Euonymus frigidus* Wall.）

【异　　名】鬼箭羽、六月凌、蓖箕柴、四棱树、山鸡条子。

【品种考证】《晶珠本草》记载："卫矛树川沟到处生长，树皮青绿色，坚硬，常缠绕它树，自身如线缠绕，扭曲成团，皮厚枝柔，可作鼓槌。"

【品种分类】栓翅卫矛和狭翅果卫矛。

【形态描述】

栓翅卫矛

小灌木，分枝斜上升，具4棱或极窄翅。叶卵形或卵状披针形，顶端短，渐尖，基部楔形至宽楔形，边缘有细锯齿，侧脉明显。花期6—7月，聚伞花序有花3～7朵，总花梗纤细，花深紫色，倒圆锥状，4浅裂。果期7—9月。

狭翅果卫矛

树皮青绿色，略硬而质柔，树干四面镶有深绿色线形，幼枝或新分枝呈深绿四柱形。叶互生，绿色，厚而平，椭圆形。花浅绿，四瓣；花蕾浅绿。蒴果。

【地理分布】分布于西藏、甘肃、四川、新疆、云南等地，资源较丰富。

【药物来源】无患子目卫矛科植物卫矛。

【入药部位】茎枝皮和带翅小枝、果实。

【采集炮制】8—9月割取茎枝皮，除去嫩枝叶，切片，晒干。8—9月采摘果实，晾干。

【化学成分】主要含有黄酮、黄酮醇、双氢黄酮醇等黄酮类物质，卫矛碱、吡啶类、吲哚类、翅卫矛辛宁等生物碱，二氢沉香呋喃倍半萜、倍半萜酯类，棕榈酸、油酸、亚油酸等有机酸类，β-谷甾醇、胡萝卜苷、胆固醇、豆甾醇、菜子甾醇、油甾醇等三萜类。

【药理作用】有免疫调节、抗肿瘤、抗炎、降血糖和抗缺氧作用等。

【性味功效】味苦，性寒，无毒。具行血通经、散瘀止痛、杀虫之功效。治疗月经不调、瘀滞腹痛、关节炎等。

余甘子（*Phyllanthus emblica* L.）

【异　　名】油甘子、米含、庵摩勒、木波、望果。

【品种考证】《度母本草》记载："生于热带，干长柔软，叶大，花淡黄色，光泽不鲜。"《奇美眼饰》记载："生于热带山谷，干长柔软，叶如猪鬃疏松，花淡黄色，具光泽不鲜的果实。"

藏医用大戟科余甘子、蔷薇科山里红和云南山楂入药。

【形态描述】小乔木或灌木，树皮薄，灰褐色，小枝纤细，被锈色短柔毛，落叶时，与小枝一起脱落。叶互生，羽状复叶，小叶线形或线状长圆形。花期3—4月，花单性，雌雄同株，3～6朵簇生于叶腋，雌花少数，雄花多数；花黄绿色，萼片6片，长圆形，先端钝；雄花花盘腺体6个，分离，与萼片对生，雄蕊3枚，花丝合生，无退化子房；雌花花盘杯状，边缘呈撕裂状，包围子房。果期8—10月，果实为球形，外果皮肉质，3室，每室有种子2粒，成热果实近红色。图3-8为余甘子地上部分示意图。

【地理分布】分布于四川、云南、贵州、广西等地，资源丰富。

【药物来源】大戟科植物叶下珠属植物余甘子。

【入药部位】果实、树根和叶。

【采集炮制】8—10月采摘果实，晾干。

【化学成分】主要含原诃子酸、订黎勒酸、云实精、余甘子酸、没食子酸、诃子次酸、粘酸等多元酚类物质。果实含维生素C、余甘子酚、胡萝卜素、生物碱、蛋白质、果胶质、核黄酸、维生素B_1及酚性物质等。

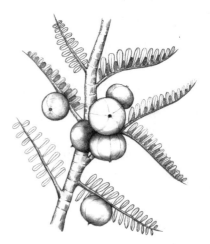

图3-8　余甘子地上部分示意图

【药理作用】

1. 对心血管系统的作用：余甘子的醇提物可对抗由异丙肾上腺素引起的大鼠心肌坏死，降低血清胆固醇含量、冠状动脉胆固醇含量和肝胆固醇含量。

2. 抗菌作用：干燥果实提取物具有抗葡萄球菌、伤寒杆菌、副伤寒杆菌、大肠杆菌及痢疾杆菌的作用。

3. 清除自由基作用：余甘子可明显增加小鼠SOD的活性。

【性味功效】味甘、酸、涩，性凉。具清热凉血、消食健胃之功效。主治肝胆病、皮炎湿疹、眼病及培根、赤巴引起的疾病。

叶芒嘎保（*Clematis montana* Buch. -Ham.）

【异　　名】藏木通

【品种考证】《度母本草》记载："叶芒分叶芒嘎保和叶芒那保，二者皆可在阴山、阳山生长，根似小米辣，茎可缠绕它树，叶黑色，粗糙，花黄色。"《宇妥本草》记载："叶芒嘎保生于干旱地，叶柄细，叶光滑，黄绿色，长一肘或一箭，具四个花瓣。"《甘露本草明镜》记载："藏木通为多年生藤本植物，茎细而长，可缠绕它树，上部多分枝，具节；叶黄绿色，顶生小叶呈卵形，顶端渐尖，主脉细而黑并稍斜，总叶柄细长，背有稀疏的白色柔毛；花白色，具五个花瓣，花蕊淡黄色，老时变成白色，脱落。"

【形态描述】木质藤本，枝条有纵棱，自二年生枝的腋芽抽出数叶和2～5

花。叶为3出复叶，草质，顶生小叶卵形或狭卵形，不分裂或3浅裂，边缘有少数锯齿，两面疏被短柔毛，侧生小叶较小并稍斜；叶柄近无毛。花期5—6月，花梗长4～10 cm，萼片4片，白色，椭圆状卵形至卵形，外面有疏柔毛或近无毛，内面无毛；雄蕊长约8 mm，无毛；子房无毛。图3-9为藏木通地上部分示意图。

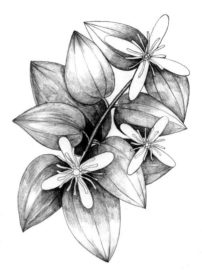

图3-9　藏木通地上部分示意图

【地理分布】分布于西藏、云南、四川、甘肃等地，资源丰富。

【药物来源】毛茛科植物绣球藤的带叶及花果的枝条。

【入药部位】枝、叶。

【采集炮制】8月采枝叶，洗净，除去枯枝残叶，晒干。

【化学成分】叶主要含绣球藤皂苷A、B，无羁萜，β-香树脂醇，β-谷甾醇等。

【药理作用】

1. 利尿作用：藏木通水提物有明显的利尿作用；藏木通在增加家兔尿量的同时能促进Na^+、K^+、Cl^-的排出，特别是Na^+的排出。

2. 毒性：藏木通毒性小，动物灌胃未测出LD_{50}；但有文献报道其有肾毒性。

【性味功效】味辛，甘。具祛寒、健胃消积、止泻利痰、排脓散痈、祛风除湿之功效。主治消化不良、呕吐、癥瘤肠痈、关节疼痛等。

第三节　草本类藏药材

艾蒿（*Artemisia argyi* Levl. et Van）

【异　　名】遏草、香艾、蕲艾、蓬藁、灸草、黄草、艾绒、火绒草。

【品种考证】始见于《月王药诊》。《四部医典》记载："火绒草治疗疫病，能够解石毒。"《药名之海》记载："大小火绒如羊毛，消散背肿又止血，野火绒草治腺肿。"

【形态描述】多年生草本或略成半灌木状植物，有浓烈香气。根茎稍粗，直立，具纵棱，分枝多。茎、枝、叶背面及总苞片被灰白色蛛丝状柔毛。叶纸质，具密的白色腺点或微毛，老时脱落至近无毛。基生叶与下部叶具长柄，二回羽状全裂，第一回全裂，第二回深裂；中部叶与基部叶同型，裂片线状披针形，先端尖，边缘反卷，叶柄基部有小型羽状分裂的假托叶；上部叶具短柄或近无柄，叶羽状全裂；苞片叶3全裂或不分裂，裂片或叶片线状披针形，先端尖，边反卷。花果期7—10月，头状花序椭圆形，极多数，下倾，在茎上组成圆锥花序，总苞片3～4层；雌花4～9朵；两性花10～20朵，紫红色。瘦果长卵形。

【地理分布】分布于青海、甘肃、四川、云南等地，资源丰富。

【药物来源】菊科植物蒿属艾草。

【入药部位】地上部分。

【采集炮制】割取带花果的枝条，除去老枝，阴干。

【化学成分】主要含有挥发油、黄酮类、三萜类等化学成分。挥发油主要有α-蒎烯、莰烯、香桧烯、γ-松油烯、樟脑、龙脑等，黄酮类成分主要有5,7-二羟基-6,3,4-三甲氧基黄酮、槲皮素和柚皮素等，三萜类成分有香树脂醇、羽扇烯酮、粘霉烯酮、羊齿烯酮等。

【药理作用】

1.具有抗菌作用。

2.具有杀虫作用。

3.具有平喘镇咳作用。

4.具有抗过敏作用。

5.艾叶油具有明显的镇静作用。

【性味功效】味苦，性凉。具杀虫利湿、止咳平喘、清热解毒之功效。治虫病、炭疽、肺病、皮肤病等症。

白狼毒（*Euphorbia fischeriana* Steud.）

【异　　名】狼毒疙瘩、黄皮狼毒、大猫眼草、猫眼根、山红萝卜根。

【品种考证】《度母本草》记载："图其状如塔奴（大戟），叶、茎色相同，根细，功强。"《宇妥本草》记载："图其状如大戟，茎单生，长约一肘，叶片细而光滑，有乳汁，是泻药之君。"《晶珠本草》记载："生于平滩多汁，形状似塔奴（大戟），根细，功效强。"《甘露本草明镜》记载："根单一，茎红色直立，叶比塔奴（大戟）多，叶、花、形态基本似大戟，果实三角形。"

藏医用大戟科植物喜马拉雅大戟作为图其的原植物。

　　【形态描述】多年生草本，根粗大，茎直立，基部带紫色，上部具白色微柔毛。下部叶鳞片状，膜质，长卵形；上部叶无柄，长圆形或卵状长圆形，先端圆钝或急尖，基部楔形，中脉宽扁，下面被微柔毛。花果期6—8月，花序基部的叶3～4枚轮生，阔卵形或卵形。总苞钟状，两面被白色微柔毛，内面较密，腺体横长圆形；花柱基部合生，顶端稍增大而成头状，光滑或微具毛。蒴果具稍凸起的点粒；种子长圆形或狭椭圆形，被白色蜡质；具种阜。图3-10为白狼毒全草示意图。

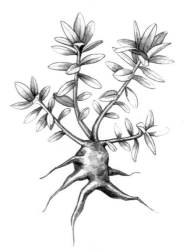

图3-10　白狼毒全草示意图

　　【地理分布】分布于西藏米林、林芝、聂拉木等地，资源丰富。

　　【药物来源】大戟科大戟属植物喜马拉雅大戟。

　　【入药部位】根。

　　【采集炮制】9—10月挖根，除去秆秆及须根，切片晒干。将根放入100 ℃左右的沙子中炒至微干，再晒干或烘干。

　　【性味功效】味甘。具催吐下泻、止痛、止痒之功效。主治消化不良引起的胃病、大小便不通、伤口腐烂、牛皮癣等。

巴多拉 [*Bletilla striata*（**Thunb.**）　**Rchb. f.**]

　　【异　　名】曲达巴、曲托合巴、白芨、连及草、朱兰。

　　【品种考证】《度母本草》记载："巴多拉体大茎柔，花簇遍生。"《晶珠本草》记载："本品生长在河川、山滩交界处。挖取根。庭园中栽培的巴多拉称为曲达巴，俗称为曲托合巴，叶剑状，根如黄精，更像多块连生的姜，分枝和根毛多。"《甘露本草明镜》记载："本品为多年生草本植物，根黄色，圆而扁，状如大象之蹄背。又如黄精一个连一个，具有海螺般的花纹。有胡须般稀疏的根须，茎直立，约一卡长。叶呈绿色，薄而光滑，状如宝剑。小花呈紫红色，花瓣五朵，顶生。"

　　【形态描述】多年生草本。假鳞茎块根状，白色，肥厚，有指状分歧，嚼之有黏性。茎粗壮，直立，高达50 cm以上。叶3～6枚，披针形或广披针形，先端渐尖，基部鞘状抱茎。花期4～5月，总状花序顶生，稀疏，紫红色。花瓣3枚，唇瓣倒卵长圆形，深3裂，中裂片边缘有波状齿，侧裂片部分包覆蕊柱；萼片3枚，花瓣状。果熟期11月，蒴果，圆柱状，上面6纵棱凸出；种子细小。图3-11为白芨全草示意图。

【地理分布】分布于西藏、青海、甘肃等地，资源较丰富。

【药物来源】兰科植物白芨。

【入药部位】干燥块茎。

【采集炮制】9—10月当茎叶枯萎时采挖，除须根，置沸水煮至无白心，除去外皮，晒干。

【化学成分】块根含白芨联菲、白芨联菲醇、白芨双菲醚等联苯类衍生物，还含有山药素、大黄素甲醚、对羟基苯甲酸，原儿茶酸及白芨甘露聚糖等。

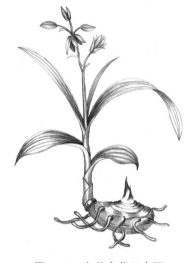

图3-11　白芨全草示意图

【药理作用】

1.止血作用：白芨提取液注入蛙下腔静脉，可使血细胞凝聚形成人工血栓。家兔用试管法及毛细血管法均证明，静注白芨胶液可显著缩短凝血时间，并加速红细胞沉降率。其促凝机制可能与抑制纤溶酶及轻度增强血小板因子的活性有关，可能还与所含的铜、锌、锰、铁等元素含量有关。

2.对胃黏膜的保护作用：白芨水煎剂灌胃，能明显减轻由盐酸引起的大鼠胃黏膜损伤，但对胃液分泌量、胃液总酸度均无明显影响。其作用机制可能是由刺激胃黏膜合成和释放内源性前列腺素实现的。

3.抗肿瘤作用：白芨葡萄糖注射液对由二甲氨基偶氮苯诱发的大鼠肝癌有明显的抑制作用。其抗癌的有效成分为块茎中含量较多的黏液质。

4.抗菌作用：白芨对革兰氏阳性菌、人型结核杆菌有显著的抑制作用，对金黄色葡萄球菌以及龋齿形成有关的突变链球菌有抑制作用。

【性味功效】微苦，甘，涩，性寒。具收敛止血、消肿生肌、杀虫之功效。治虫病。用于咯血、吐血、外伤出血、疮疡肿毒、皮肤皲裂，虫病等。

卷丹（*Lilium lancifolium* Thunb.）

【异　　名】百合、虎皮百合、倒垂莲。

【品种分类】卓巴百合、尖被百合和细叶百合等。

【形态描述】多年生草本，高可达1.5 m。鳞茎白色，近宽球形，直径4～8 cm。

鳞片宽卵形，长2.5～3 cm，宽1.4～2.5 cm。茎直立，淡紫色，被白色棉毛。叶互生，无柄，叶片披针形或线状披针形，向上渐小呈苞片状，上部叶腋内常有黑色珠芽。花期6—7月，花3～6朵，生于近顶端处，花下垂，花被6片，向外反卷，橙红色，有紫黑色斑点，雄蕊6枚，短于花被，花药紫色；子房圆柱形，花柱长4～6 cm，柱头稍膨大，3裂，紫色。果期9—10月，蒴果狭长卵形；种子多数。

【地理分布】分布于西藏、甘肃、四川、云南等地，资源丰富。

【药物来源】百合科植物百合。

【入药部位】鳞茎。

【采集炮制】秋季采挖鳞茎，去泥土，分离鳞茎片，晒干。

【化学成分】主要含有秋水仙碱、氨基酸、皂苷类、磷脂类、粗蛋白、多糖类、胡萝卜素及多种微量元素。

【药理作用】

1. 具有镇咳、祛痰、平喘作用。

2. 具有提升免疫力作用。

3. 具有镇静安神作用。

4. 具有抗缺氧、抗疲劳作用。

5. 具有降血糖作用。

【性味功效】味甘，性凉。具养阴润肺、清心安神、利尿、接骨、愈创伤之功效。用于阴虚久咳、痰中带血、下肢浮肿、小便不利、骨折创伤等。

瓣蕊唐松草（*Thalictrum petaloideum* L.）

【异　　名】唐松草。

【形态描述】多年生草本，无毛。茎高20～50 cm，上部分枝。基生叶数枚，具柄，为三至四回3出或羽状复叶；小叶草质，倒卵形、近圆形，上面绿色，下面微带粉白色，有短柄，叶脉平或微隆起。花期6—7月，聚伞花序伞房状，有少数或多数花；萼片4片，白色，卵形；无花瓣；雄蕊多数，花药狭长圆形，花丝上部倒披针形，比花药宽，雌蕊4～13枚，花柱短，柱头狭椭圆形。果期8月，瘦果，卵形，纵肋明显。

【地理分布】分布于四川、青海、甘肃、陕西等地，资源丰富。

【药物来源】毛茛科唐松草属植物瓣蕊唐松草。

【入药部位】根、根茎及果实。

【采集炮制】秋季采集果实，晾干；采挖根及根茎，洗净泥土，鲜用或晒干。

【化学成分】含小檗碱等生物碱类。

【性味功效】味苦，性凉。具清热解毒、止痢之功效。治瘟病、痈肿疮疖、各种热症、肺炎、肝炎、痈疽、痢疾、麻风病；外用止血。

甘青报春（*Primula tanguica* Duthie）

【异　　名】报春花、七重楼。

【品种考证】《度母本草》记载："报春花味稍苦而甘。叶白如掌叶橐吾，茎长，花朵状如钟，开水送服治腹胀，治疗腹泻如甘露；红花报春治热症，配伍水蓼燕子粪，内服治疗赤痢病，配伍童便封脉口，配伍翼首治失水，配伍紫草治肺病，配伍沙棘治脾病，配伍獐牙菜治疫疠。诸方都要配白糖，雪水石山水送服，红花报春如甘露，称为妙头红报春；紫花报春也叫夏泡居玛，外敷愈合疮与伤。"《宇妥本草》记载："报春花生沼泽地，叶片绿黄气味浓，花朵黄色状如钟，茎柄纤细短而直，长短一足或一肘，治疗疮伤和肉毒，此品以花分五种。"《药名之海》记载："红花报春气味浓，功效有益血热病。蓝花报春消肺脓，黄花报春利诸热。"《如意宝树》记载："红花报春止赤痢，治疗热病黄水病，白花治疗隆紊乱，并治宿热疫疠症，黄花治小儿热泻。"

【形态描述】多年生草本，全株无粉，高可达50 cm。根状茎粗短，须根发达，红褐色。茎丛生或单生，圆柱形，中空，具纵棱。叶多数丛生，基部成莲座状，叶片椭圆状倒披针形至倒披针形，先端急尖，边缘具不规则的波状细锯齿，基部楔形连长柄，表面深绿色，两面无毛。花期6—7月，花葶少数簇生或单生，圆柱形，中空；伞形花序顶生；苞片线状披针形，先端渐尖；花梗柔软，开花时稍下弯。花萼筒状，裂片披针形，具缘毛。花冠朱红色，裂片线形，雄蕊5枚，贴生于花冠喉管部与裂片对生，花药黄色；子房上位，柱头状。果期8月，蒴果，长圆形；种子多数。

【地理分布】分布于青海、西藏、甘肃、云南等地，资源丰富。

【药物来源】报春花科报春花属甘青报春。

【入药部位】以花入药。

【采集炮制】6—7月采花，晾干。

【性味功效】味微苦，甘，性凉。具清热利肺、愈疮托疮之功效。红花报春主治血病、肺病、赤痢、各种热病和黄水病，白花报春主治血肌紊乱、干呕、流感，黄花报春主治小儿热痢。

嘎高拉（*Amomum tsaoko* Crevost et Lemarie）

【异　　名】草果、草果仁、草果子。

【品种考证】《晶珠本草》记载："嘎高拉分白、紫两种。白者果实大，皮厚；紫的个小，皮薄；入药为紫，制香为白。"《甘露本草明镜》记载："嘎高拉为多年生草本，茎圆柱形，直立，无分枝；叶青绿色，质薄，扁而长，全缘，平行脉，叶鞘开放，抱茎；穗状花序，花紫红色，花瓣五；果实淡紫色，具皱纹，种子黄黑色，相互粘连，有芳香气味。"

【形态描述】多年生草本，丛生，高达3 m。全株有辛香气。根状茎横走，略似生姜，粗壮有节，淡紫红色。地上茎圆柱状，直立或稍倾斜，粗壮，淡绿色。叶片长椭圆形或长圆形，顶端渐尖，基部渐狭，边缘干膜质，两面无毛，叶舌全缘，顶端钝圆，叶舌长0.8～1.2 cm。4—6月开花，穗状花序不分枝，长约13 cm，每花序有花多达30朵；花冠红色，裂片长圆形，唇瓣椭圆形。9—12月结果，蒴果密集，椭圆形，熟时红棕色，外面有纵皱纹；种子多角形，浓郁香味。

【地理分布】分布于云南、广西、贵州等地，资源丰富。

【药物来源】姜科豆蔻属植物草果。

【入药部位】成熟果实。

【采集炮制】果实成熟时采收，除去杂质，晒干。

【化学成分】含挥发油，主要成分为1,8-桉叶素、α-葵烯醛、牻牛儿醛、反-α-十一碳烯醛、橙花醛、芳樟醇、α-蒎烯、β-蒎烯、草果酮等。

【性味功效】味辛，甘。具温补脾胃、燥湿祛痰之功效。主治培根病、胃寒、消化不良、脘腹胀满、反胃呕吐、食积疟疾、痰饮等。

川赤芍（*Paeonia veitchii* Lynch）

【异　　名】赤芍、山芍药、红芍。

【品种考证】本品始见于《月王药诊》。《妙音本草》记载："赤芍之根或叶片，治疗瘟疫传染病。"《宇妥本草》记载："赤芍生在劣土地，形态状如秦艽叶，叶片茎柄展四面，花茎单生较纤细，长短四指或五指，花色白黄，花朵多，治疗瘟疫瘟虫病。"《四部医典》记载："赤芍治恶毒瘟虫。"

【品种分类】川赤芍。

【形态描述】多年生草本，高可达60 cm。根圆柱形，外皮深褐色。茎粗壮，具棱。叶为2回3出复叶；小叶羽状分裂，裂片窄披针形至披针形，顶端渐尖，全缘，表面深绿色，沿脉疏生短柔毛或无毛，背面淡绿色，无毛。花期6—7月，花1~2朵，生于顶端及叶腋；苞片2~3片，分裂或不分裂；萼片宽卵形；花瓣6~9片，倒卵形，紫红色或粉红色；花药黄色；花盘肉质，包于心皮基部；心皮2~3个，密被黄色绒毛。果期8—9月，蓇葖果密被黄色绒毛。图3-12为赤芍全草示意图。

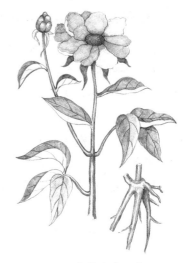

图3-12　赤芍全草示意图

【地理分布】分布于甘肃、四川、西藏、云南等地，资源丰富。

【药物来源】毛茛科芍药属植物川赤芍。

【入药部位】根入药。

【采集炮制】春秋季采挖根，去除地上部分，晾晒至5成干时捆成小捆，晒干。

【化学成分】含有芍药苷、没食子酰芍药苷、芍药内酯苷、熊果苷、氧化芍药苷、d-儿茶素、亚油酸、棕榈酸、没食子酸、苯甲酸、苯甲酰芍药苷、胡萝卜苷、α-菠甾醇、豆甾醇、β-谷甾醇、木栓酮、表木栓醇、蔗糖等。

【药理作用】

1. 具有扩张血管作用；

2. 具有抑制血小板聚集作用；

3. 具有镇静与抗惊厥作用；

4. 具有解热镇痛与抗炎作用。

【性味功效】味苦，甘，性凉。具活血通经、凉血散瘀、清热解毒之功效。主治瘀滞经闭、腹痛、胁痛、虫病、疫病。

川贝母

【异　　名】卷叶贝母、松贝、青贝、雪山贝母。

【品种考证】始见于《月王药诊》。《四部医典》记载："贝母治头伤毒病。"《药名之海》记载："治疗骨伤贝母好。"

【品种分类】川贝母、暗紫贝母。

【形态描述】

川贝母（*Fritillaria cirrhosa* D. Don）

多年生草本。鳞茎卵圆形，乳白色，鳞片肥厚。茎单一，直立，圆柱形，光滑无毛。叶通常对生，少数在中部兼有互生或轮生，先端不卷曲或稍卷曲。花期5—7月，花单生茎顶，紫红色，下垂，钟状；苞片叶状狭长，3片；花被6片，外轮3片，内轮3片，蜜腺窝在背面明显凸出；雄蕊6枚；花柱较粗，柱头3枚。果期8—10月，蒴果，长圆形柱状，棱有狭翅；种子多数薄而扁平，半圆形，浅黄褐色。图3-13为川贝母全草示意图。

暗紫贝母（*Fritillaria unibracteata* P.K.Hsiao. et K.C. Hsia.）

多年生草本，高可达25 cm。鳞茎球形或圆锥形，微带淡褐色，鳞片肥厚。地上茎直立，圆柱形，光滑无毛，绿色或暗紫色。叶除最下部为对生外，均为互生或近于对生，无柄；叶片线形至线状披针形，顶端渐尖，具卷须，基

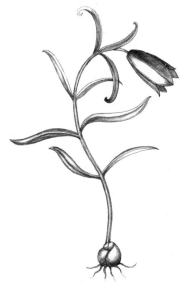

图3-13　川贝母全草示意图

部无柄。花果期6—8月，花通常单生于茎上部叶腋，深紫色，略有黄褐色小方格，叶状苞片3片；花梗偏向一方，较粗壮；花钟形，紫色至黄绿色。花被6片；雄蕊6枚，花药近基着，花丝有时密被小乳突，柱头裂片3个。蒴果柱状，棱具窄翅。

【**地理分布**】川贝母分布于青海、西藏、四川、云南、甘肃、陕西等地，暗紫贝母分布于青海、四川等地；资源较少。

【**药物来源**】百合科贝母属植物。

【**入药部位**】鳞茎、花和种子。

【**采集炮制**】秋季苗枯萎时采挖，将带泥的鲜贝母暴晒或烘干，当干至贝母表面出现粉白色时，筛去泥土，继续晒干。

【**化学成分**】主要成分有川贝碱、青贝碱、西贝素、炉贝碱、白炉贝素、松贝碱、岷贝碱、新贝甲素、代拉文、贝母辛、琼贝酮鄂贝乙素、异浙贝甲素等生物碱。

【**药理作用**】

1.祛痰平喘作用。

2.降压作用。

3.抗菌作用。贝母提取物能抑制大肠杆菌、金黄色葡萄球菌。

【**性味功效**】味甘，苦，性微寒。具清热解毒、止咳化痰之功效。贝母鳞茎

治中毒症、肺热咳嗽，叶治黄水病，种子治头痛、虚热症。

川藏沙参 (*Adenophora liliifolioides* Pax et Hoffm.)

【异　　名】沙参。

【形态描述】多年生草本，高达95 cm，有白色乳汁。根胡萝卜状。茎常单生，不分枝。基生叶心形，具长柄，边缘有粗锯齿；茎生叶卵状披针形，边缘有不整齐的锯齿，或线状披针形，全缘。叶片先端渐尖，基部楔形，两面有短毛或完全无毛。花果期8—9月，圆锥状或总状花序，有时全株仅数朵花；花梗丝状，基部具丝状小苞片；花萼无毛，筒部圆球形，裂片钻形，紫蓝色；花冠狭筒形，蓝紫色，花盘细筒状；雄蕊稍长于花冠，花药微露出。蒴果卵状或长卵状，藏于萼筒中。

【地理分布】分布于西藏、四川、甘肃和陕西等地，资源较丰富。

【药物来源】桔梗科沙参属川藏沙参。

【入药部位】带根全草。

【采集炮制】7—9月采挖带根全草，洗净，晾干。

【化学成分】含皂苷、微量生物碱、糖类、淀粉、黏液质及树脂等。

【性味功效】味苦，辛，涩，性凉。具消炎散肿、滋补壮阳、健脾补气、润肺止咳之功效。治风湿性关节炎、神经麻痹、疮疥痈肿、脚气病、癔症、肺热咳嗽等。

泡沙参 (*Adenophora potaninii* Korsh.)

【异　　名】灯花草、奶腥莱花、擀面杖。

【形态描述】多年生草本，高达90 cm。根胡萝卜状。茎直立，不分枝或2～3枝丛生，密被倒向短硬毛或无毛。茎生叶无柄或有短柄，长圆形、卵状椭圆形。花期7—10月，圆锥状或总状花序，基部分枝，花梗短，常多花；花萼无毛，萼筒倒卵形或近球形；花冠钟状，紫色、蓝色或蓝紫色；花柱与花冠近等长或伸出花冠外。果期10—11月，蒴果球状椭圆形或椭圆状；种子棕黄色，长椭圆状，有一条翅状棱。

【地理分布】分布于四川、青海、甘肃、宁夏等地，资源较丰富。

【药物来源】桔梗科沙参属植物泡沙参。

【入药部位】根。

【采集炮制】秋季采挖根，洗净，晾干。

【性味功效】味甘，苦，性凉。具养阴清肺、止咳祛痰之功效。治肺虚久咳、慢性支气管炎等呼吸疾病。

垂果蒜芥

【异　名】垂果大蒜芥、冈妥巴（藏名）。

【品种考证】《妙音本草》记载："果蒜芥煎汤服，接续肉脉和骨脉，以及脑脉、大腿脉。"《四部医典》记载："蒜芥解肉毒，且治疗素乱热果。"

【品种分类】垂果蒜芥、山柳叶糖芥。

【形态描述】

垂果蒜芥（*Sisymbrium heteromallum* C.A. Mey）

一年生或两年生草本，茎直立，不分枝或分枝，具疏毛。叶长圆形或长圆状披针形，大头羽状分裂，边缘有不整齐的齿。花果期6—9月，总状花序生分枝顶端，花多数，淡黄色；萼片淡黄色，长圆形，无毛；花瓣黄色，先端圆形，基部具爪；花丝线形。长角果线形，纤细，长4~8 cm，常下垂；种子长圆形，长约1 mm，黄棕色。图3-14为垂果蒜芥地上部分示意图。

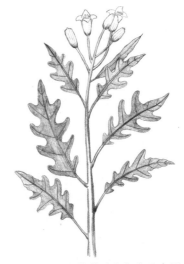

图3-14　垂果蒜芥地上部分示意图

山柳叶糖芥（*Erysium hieracifolium* L.）

两年或多年生草本，高可达60 cm。直根肉质。茎直立，被毛，单生或丛生。基生叶莲座状，椭圆形至倒披针形，疏生波状齿或全缘，两面有毛；茎生叶小而无柄。花果期6—8月，总状花序，多花，花黄色；萼片长圆形，被毛；花瓣倒卵形，下部有长爪；子房被柔毛；长角果线状，圆筒形，直立，被柔毛；种子长圆形。

【地理分布】垂果蒜芥分布于青海、四川、甘肃等地，山柳叶糖芥分布于西藏大部分地区；资源较丰富。

【药物来源】十字花科植物垂果蒜芥、山柳叶糖芥。

【入药部位】种子。

【采集炮制】采集成熟种子，晒干。

【化学成分】垂果蒜芥主要含异硫氰酸丁酯、丁二酸二异丁酯、1-甲基异氰基苯、N,N-二异丁基硫脲等。

【性味功效】味甘，涩，性寒。具清热强心、化痰止咳、解食肉毒之功效。

治骚热病、血病、肺病、肉毒症。

翠雀花

【异　　名】飞燕草、玛洛岗杰（藏语）、文波达雅千（藏语）。

【品种考证】《宇要本草》记载："翠雀花生在阴面，叶片茂密，茎弯曲，长短一足或六指，花朵稍如蓝翠雀，能治寒热两腹泻。"《四部医典》记载："翠雀功效止腹泻。"《图鉴》记载："翠雀称玛洛岗杰，又名文波达雅千，生在阳坡上下地，叶如老鹳草而青，茎干蓝色细而长，花朵颜色青红色，状如戴胜鸟之头，其味稍许有点苦，自身功效止赤痢，用酒送服止寒泻。"

【品种分类】粗距翠雀花、川西翠雀花、囊谦翠雀花、甘青翠雀花、甘川翠雀花、大通翠雀花、蓝翠雀花、白蓝翠雀花、展毛翠雀、滇川翠雀花、螺距翠雀花、大理翠雀花。

【形态描述】

粗距翠雀花（*Delphinium pachycentrum* Hemsl.）

多年生草本，高可达60 cm。根粗壮，黑褐色，木质化。茎直立，密被反曲短柔毛，通常不分枝。叶片五角形，叶柄与叶片近等长或长于叶片，密被反曲短柔毛。花期7—8月，总状花序具多数密集的花，蓝色；下部苞片叶状，其他苞片线形；花梗近直展或顶部微弯，密被毛；萼片蓝紫色；花瓣蓝色，顶端圆形；退化雄蕊蓝色；心皮3枚，子房密被柔毛。图3-15为翠雀花地上部分示意图。

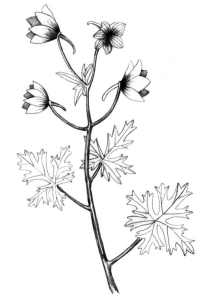

图3-15　翠雀花地上部分示意图

川西翠雀花（*Delphinium congolense* Franch.）

多年生草本，高可达60 cm。顶生总状花序具4～9花，无毛；小苞片生花梗中部以上，条形无毛；萼片5片，蓝紫色，狭倒卵形或马蹄铁状弯曲；花瓣2枚；退化雄蕊多数，蓝色；心皮3枚。

囊谦翠雀花（*Delphimium nangchienense* W.T. Wang）

多年生草本，茎高约60 cm。叶柄、花序轴、花梗均密被反曲贴伏白柔毛。

基生叶在花期枯萎；茎生叶，下部者具长柄，上部者柄变短；叶片圆五角形，全裂片二至三回细裂，小裂片线形，表面密被短伏毛，背面疏生较长柔毛。花期7—8月，总状花序顶生，具4～9花；下部苞片叶状，上部条形；花梗被柔毛；小苞片生花梗上部，条形；萼片蓝色；花瓣蓝色，顶端全缘，具少数缘毛；退化雄蕊蓝色；花丝具短毛；心皮3枚，子房密被短柔毛。

甘青翠雀花（*Delphinium pylzowi* Maxim var. triggnum W.T.Wang）

多年生草本，茎高可达25cm，被疏柔毛，多分枝。基生叶及茎中下部叶具柄，上部叶渐无柄。茎中下部叶和基生叶，两面及边缘均具疏短柔毛，3全裂；中裂片3深裂，小裂片再二回深裂；苞片2枚，被疏柔毛；伞房花序，花蓝紫色；萼片5片，蓝紫色，卵形，全缘，外面具柔毛；退化雄蕊黑褐色，花药紫色，花丝黄褐色，被短疏柔毛；心皮3枚，被茸毛。种子倒卵形，沿棱生翅。

【地理分布】粗距翠雀花、川西翠雀花分布于四川。囊谦翠雀分布于青海囊谦县。甘青翠雀花分布于青海、甘肃和四川。甘川翠雀花分布在四川和甘肃。大通翠雀花分布于青海和甘肃。白蓝翠雀花分布于西藏、青海、甘肃等地区。蓝翠雀花分布于青藏高原。展毛翠雀分布于西藏、青海、甘肃、四川。滇川翠雀花分布于四川和云南。螺距翠雀花分布在云南和四川。奇林翠雀花分布于青海、西藏、甘肃和四川。大理翠雀花分布于云南和四川。资源较丰富。

【药物来源】毛茛科翠雀花属植物翠雀花。

【入药部位】地上部位。

【采集炮制】秋初采割地上部分，搓揉至茎破，晾干。

【化学成分】川西翠雀花含有二萜生物碱闹米乌头碱、牛扁碱、异叶乌头素、翠雀拉亭、蓝翠雀宁、展毛翠雀碱、洋翠雀碱、翠雀色明碱、螺翠碱甲螺翠碱乙、螺翠碱丙等。

【药理作用】

1.心血管作用：翠雀花可使心脏自发性收缩频率减少，心房肌收缩幅度降低，对心脏显示抑制作用。

2.骨骼肌作用：翠雀花可拮抗乙酰胆碱的兴奋作用，呈现一定的量效关系。

3.平滑肌作用：翠雀花对离体肠、子宫、胆囊等器官平滑肌有兴奋作用，与乙酰胆碱相似。

4.其他作用：有一定的解热、镇痛、杀虫作用。

【性味功效】味苦，性凉。具抗菌除湿、杀虫治癣之功效。清小肠热，止赤痢，干黄水，愈疮疡。

大黄

【异　　名】川军、将军、峻（藏语）。

【品种考证】本品始见于《月王药诊》。《妙音本草》记载："大黄茎如漆树干，叶如玉翅伸展开，其味酸而化后甘，治疗培根瘀紫症。"《度母本草》记载："大黄生在石山上，分为大中小三种，叶片铺在地面上，茎干中空长又柔，花朵红色成簇生，果实形状三角形，其味酸而其性糙，叶之功效治培根，根之功效疗伤疮，总的功效能下泻。"《宇妥本草》记载："大黄生长在园中，叶片黑绿非常大，茎干筒状中间空，果梗细而果簇生，根茎黄色其味酸，功效治疮培根病，下泻催吐两有效。"《四部医典》记载："大黄清泻毒热症，并泻腑热培根病。"

【品种分类】唐古特大黄、掌叶大黄、卵叶大黄。

【形态描述】

唐古特大黄（*Rheum tanguticum* Maxim.ex Regel.）

多年生宿根草本，植株高大。根及根茎圆锥状或圆柱状，肉质肥厚。茎粗壮，直立，不分枝或分枝，中空，有节，节膨大。基生叶多数，叶片宽卵形，基部心形，长宽近相等，掌状5～7深裂，裂片再3回羽状深裂；叶柄粗壮，肉质，半圆形或类圆形；茎生叶互生，较小。花期6—7月，圆锥花序顶生，分枝繁多，花序轴密被乳头状毛；花小而多排列紧密，花梗纤细；花冠淡黄色至淡紫色，花被6片，两轮排列，外轮3片稍大，长倒卵形；雄蕊9枚，花丝纤细，花药黄白色，露于花被片外；子房上位，三棱形，花柱3枚，向下弯曲。果期7—8月，瘦果三角形，具翅，顶端圆形或微凹，基部心形，紫褐色。图3-16为唐古特大黄地上部分示意图。

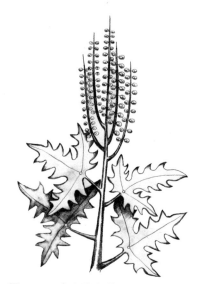

图3-16　唐古特大黄地上部分示意图

掌叶大黄（*Rheum palmatum* L.）

植株与唐古特大黄相似。其叶宽卵形或近圆形，掌状分裂，裂深至叶片的1/2左右，裂片5～7枚，宽三角形，有时裂片再羽状分裂或有粗齿，基部略呈心形。

卵叶大黄　（*Rheum ovaltum* C.Y. Cheng et T.C. Kao）

植株与前两种相似。其叶片宽卵形或矩圆形，掌状浅裂，裂深至叶片的1/4～1/3，裂片宽三角形或大型钝齿。

【地理分布】唐古特大黄分布于西藏、青海、甘肃和四川等地，掌叶大黄分布于西藏、青海、甘肃、四川等地、云南、陕西等地，卵叶大黄分布于四川、云南、湖北、河南、贵州等地。资源丰富。

【药物来源】蓼科大黄属植物大黄。

【入药部位】根和根茎。

【采集炮制】9月挖根及根茎，除去地上部分，切片晾干。

【化学成分】含有蒽醌类衍生物、芪类化合物、鞣质类、有机酸类、挥发油类等。游离蒽醌化合物包括芦荟大黄素、大黄酚、大黄素、异大黄素、虫漆酸D、大黄素甲醚、大黄酸等；结合蒽醌化合物主要指游离蒽醌的葡萄糖苷；蒽酮化合物包括大黄二蒽酮、掌叶二蒽酮以及与糖结合的苷，如番泻苷A、B、C、D等。芪类化合物包括土大黄苷、3,5,4-三羟基芪烯-4-O-β-D-(6-O-没食子酰)葡萄糖苷、3,5,4-三羟基芪烯-4-O-β-D-吡喃葡萄糖苷等。鞣质类包括没食子酰葡萄糖、α-儿茶素、没食子酸等。此外还含有挥发油、树脂、植物甾醇、脂肪酸、有机酸等。

【药理作用】

1.泻下作用：大黄素能够增加水通道蛋白3在小鼠结肠和HT-29细胞的表达发挥泻下作用。

2.抗菌抗病毒作用：大黄游离蒽醌对嗜水气单胞菌、温和气单胞菌、变形杆菌、金黄色葡萄球菌和幽门螺旋杆菌具有抑制作用，能够杀灭嗜水气单胞菌、变形杆菌以及温和气单胞菌；蒽醌类化合物能有效抑制CoxB3型病毒所感染的细胞病变，抑制靶器官中的CoxB3型病毒繁殖，能促进模型小鼠自身干扰素产生；游离蒽醌及其单体大黄酚、大黄素甲醚等对多种真菌具有抑制作用，如植物白粉菌、白色念珠菌、红毛癣菌等。

3.调脂作用：大黄醇提物可降低高脂大鼠（高脂饲料模型）血清TC、TG、LDL-C和升高HDL-C，可明显抑制腹腔和肝脏脂肪组织增长。

4.抗炎作用：大黄游离蒽醌抑制炎性小体的表达和调节Th1/Th2失衡，干预重症急性胰腺炎（SAP）早期的免疫过激反应，改善肠道微循环，减轻SAP大鼠肠道的免疫炎性反应，减轻早期SAP所致的肝和肾损伤。

5.抗肿瘤作用：大黄醇提物能够通过激活GSK-3-b蛋白，促进b-链蛋白的降解和减少其核积累，阻断HA22T肝癌细胞转移过程；通过体内外研究发现，大黄能够通过调节A549肺腺癌细胞中MMP-2和uAP抑制癌细胞转移过程。

6.肝保护活性：大黄醇提物能够恢复CCl_4引起的肝损伤，但高剂量连续给药时间过长，大黄醇提物的肝保护作用将减弱，甚至变为肝脏毒性作用。

7.抑制血管和心肌组织重构：大黄醇提物能够抑制高糖引起的成纤维细胞增殖和活化；大黄游离蒽醌可通过调低糖尿病大鼠心肌组织、结缔组织生长因子的表达，减少心肌间质中胶原蛋白Ⅰ和Ⅲ合成，改善糖尿病心肌病大鼠早期的心肌纤维化。

8.抗氧化作用：对超氧阴离子自由基（O_2^-）具有清除作用。

9.神经保护活性：大黄素可通过磷脂酰肌醇-3-激酶/Akt丝氨酸-苏氨酸激酶和雌激素受体途径上调B-淋巴瘤因子2的表达，对抗Ab_{25-35}引起的细胞凋亡而发挥神经保护作用；大黄酚可通过上调bcl-2的表达，下调caspase-3和Bax的表达保护海马神经元，抑制肝脑组织过氧化脂质的生成，减少肝脑组织中丙二醛含量，对脑缺血再灌注损伤小鼠和大鼠发挥保护学习记忆功能和抗缺氧的作用。

10.止血作用：大黄炭具有止血效果。

11.毒性作用：小鼠大剂量长时间服用大黄游离蒽醌的主要毒性靶器官为肾脏，鞣质类则有潜在的肝毒性。

【性味功效】味苦，性寒。具清热泻下、消肿止痛之功效。治赤巴和培根病及其引起的热性病症、瘟疫、高烧、实热便秘、腹痛等病症。

亚大黄（*Rheum pumilum* Maxim.）

【异　名】小大黄。

【品种考证】《宇妥本草》记载："亚大黄生泥草滩，叶片红绿光滑软，果实粗糙形如堆，长短一指或一卡，味甘治疗黄水病，泻药佐药吐不用。"《四部医典》记载："亚大黄泻黄水病，并能清泻腹水病。"《药名之海》记载："亚大黄治烦渴症。"

【形态描述】多年生矮小草本，高达25 cm。根及根茎粗壮。茎细，直立。基生叶卵圆形，先端圆钝，基部浅心形，毛多生于叶脉及叶缘上；茎生叶多数，似基生叶，向上渐小；苞片叶状，淡黄色。花期6—8月，圆锥花序，自茎中部以上的叶腋生出，花密集，淡绿色；子房宽椭圆形，花柱短。果实三角状卵形。瘦果，宽卵形。

【地理分布】分布于甘肃、青海、四川、西藏等地，资源丰富。

【药物来源】蓼科植物大黄属亚大黄。

【入药部位】全草药用。有泻肠胃积滞、实热、下瘀血、消痈肿之功效。主治食积停滞、脘腹胀痛、实热内蕴、大便秘结、急性阑尾炎、黄疸、经闭、痈肿和跌打损伤等。

【采集炮制】秋季采挖全草，去泥土，晒干。

【化学成分】含蒽醌、蒽醌苷、鞣质等。

【药理作用】

1. 抗病毒作用：对流感病毒有较强的抑制作用；

2. 抗菌作用：对金黄色葡萄球菌、溶血性链球菌、肺炎球菌等有杀灭和抑制作用；

3. 泻下作用。

【性味功效】味苦，性寒。具泻实热、破积滞、下瘀血、消痈肿之功效。主治黄水、热结便秘、恶性腹水、水肿病等。

高山党参 (*Codonopsis alpina* Nannf.)

【异　　名】党参

【品种考证】《甘露本草明镜》记载："高山党参根粗，黄灰色，上具多数须根，头部具许多点状凸起。基生叶丛生，具长叶柄。叶丛中生长多个细而柔长的茎，茎上部叶蓝灰色，心形或卵形，对生，具短柄，两面密生白色柔毛。植株折断后有白色乳汁溢出，全草具臭味。钟状花冠蓝灰色，亦有开白色花者，五浅裂。果实小而扁，包于花盘中，具黄紫色小果实。"

【形态描述】多年生草本，高可达40 cm。根纺锤状或圆锥状，具少数分枝。主茎直立或上升，黄绿色或绿色，疏生白色刺毛。叶稀疏而互生，绿色，叶片卵状心形，先端钝或急尖，全缘，基部具短柄，被白色粗毛。花期7—8月，花单朵，生于茎顶端，花葶状；花萼贴生至子房中部，筒部短倒圆锥状半球形；花冠阔钟状，紫绿色或蓝灰色，浅裂无毛；雄蕊无毛，花丝基部加宽，柱头宽3裂。果实小而扁。

【地理分布】分布于西藏、青海、四川、云南、甘肃等地，资源丰富。

【药物来源】桔梗科党参属高山党参。

【入药部位】根。

【采集炮制】7—8月采挖，晾干。

【性味功效】味苦，性凉。具有干黄水、消肿之功效。主治黄水病、痈肿、风湿性关节炎、疮疖痈肿、麻风病等。

藏党参

【异　　名】长花党参、柴党参、鲁堆多吉（藏语）。

【品种考证】《度母本草》记载："藏党参黑白二种，黑者石崖侧面生，本为世界稀少药，叶片细小根白色，花朵白红黄蓝色，也不一定具四色，生于凉爽之地者，花朵白色或蓝色。奇特广无量，一般配方需佐药，引导药物催促时，治四百零四种病。"《四部医典》记载："党参治脑血管病，并治臁疮防邪魔。"

【品种分类】白者为脉花党参，黑者为灰毛党参。

【形态描述】

脉花党参［*Codonopsis nervosa*（Chip.）Nannf.］

多年生直立草本，高可达40 cm，具白色乳汁。根茎基具多数瘤状茎痕，根常肥大，表面灰黄色，近上部有少数环纹。叶对生或互生，多生于不孕的分枝上，叶心状卵形或卵形，全缘。茎细软，直立或斜上升，具多数不孕分枝，被白色粗毛。根近圆柱形。花果期7—8月，花淡蓝灰色，花萼半下位，萼片披针形，先端钝，花冠钟形，5浅裂，被紫色脉纹，柱头宽3裂。蒴果下部半球状，上部圆锥状；种子椭圆状，细小，棕黄色，光滑无毛。

灰毛党参（*Codonopsis canescens* Nannf.）

多年生直立草本，高达60 cm。根常肥大呈纺锤状而较少分枝，表面灰黄色，近上部有细密环纹。叶互生，卵形，两面密被灰白色柔毛，叶柄短。主茎数个，坚硬，近木质，丛生，有分枝，密被灰白色柔毛。花果期7—8月，花单生于枝端，花冠宽钟形，蓝色或蓝灰色，花丝极短。蒴果上部圆锥状，种子细小，棕黄色。

【地理分布】脉花党参分布于四川、西藏、青海等地，灰毛党参分布于西藏、四川等地；资源较少。

【药物来源】桔梗科党参属脉花党参、灰毛党参。

【入药部位】根。

【采集炮制】秋末挖根，去泥土，晒干。

【化学成分】含有生物碱类、酚性物质、挥发油、有机酸、氨基酸、多肽、蛋白质、甾醇和三萜类等成分。

【性味功效】味苦涩，性凉。具燥湿解毒之功效。治脑血管病、隆魔病、臁疮、风湿病、黄水病。其中脉花党参对消肿有特效，灰毛党参对血紊乱病有特效。

丁座草（*Boschniakia himalaica* Hook. f. et Thoms）

【异　　名】千斤坠、枇杷芋。

【形态描述】寄生于海拔2800～4200 m的杜鹃根上，植株高可达45 cm。根状茎球形或近球形，茎不分枝，肉质。叶三角状卵形。花期6—7月，总状花序，具密集的多数花；苞片生于花梗基部，三角状卵形，褐色或紫色；花萼杯状，有2～3齿；花冠淡黄色至黄褐色；雄蕊4枚，雌蕊具3个心皮。果期7—9月，蒴果椭圆形至卵球形；种子不规则球形，细小。图3-17为丁座草全草示意图。

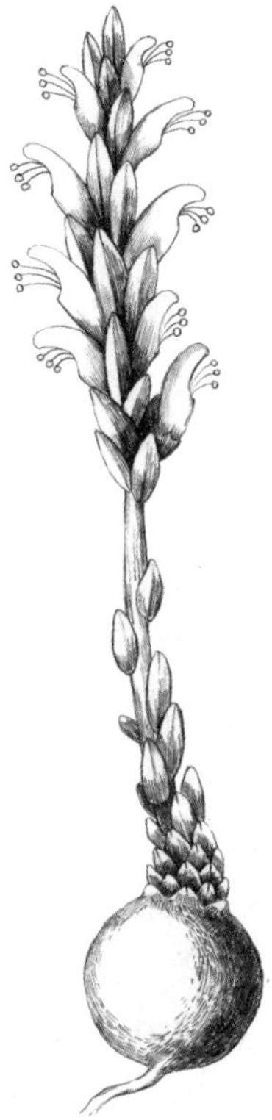

【地理分布】分布于青海、西藏、四川、云南等地，资源较少。

【药物来源】列当科草苁蓉属寄生植物。

【入药部位】全草。

【采集炮制】夏末秋初采集全草，去泥土，晒干。

【化学成分】主要含有熊果酸、3β-乙酰熊果酸、3β-乙酰氧基-熊果-28,13-内酯、3β-乙酰齐墩果酸、β-谷甾醇、松脂素单葡萄糖苷、α-香树素。

【药理作用】具有理气、止痛、止咳、祛痰和消胀健胃的作用。

图3-17 丁座草全草示意图

【性味功效】味涩，微苦，性温，有小毒。具解毒、催吐之功效。治食物中毒、胃痛、引吐诸病。

冬虫夏草 ［*Cordyceps sinensis*（Berk.）Sacc.］

【异　　名】冬虫草。

【品种考证】《千万舍利》记载："所说的冬虫夏草，干燥草山等地方，寂静山坡才生长，冬为虫子夏为草。"《杂记美饰甘露药库》记载："滋补强身功德海，虫草优越虎耳草，小叶杜鹃螃蟹甲，四药传奇图鉴等，详见《千万舍利》中，概括要义是如此，冬虫夏草及时挖，洗净泥土根捣碎。"

【形态描述】冬虫夏草菌寄生于仅剩下表皮而体内充满菌丝体的虫草蝙蝠蛾幼虫，当年自其头部或口长出1～2 cm长的子实体，第二年春，子实体迅速生长，伸露于落叶层外。子实体一般可分为下面的柄部和上面的头部。柄部细长呈柱状，初呈淡绿棕色，后变为深褐色，由许多细长致密的菌丝组成，表面有细小的纵向条纹。头部即子座，略膨大呈圆柱形，紫黑色，初期内部充实，成熟后则中空，顶尖瘦小，子囊壳生于子座的表面，基部稍陷于子座内，椭圆形至卵形，每个子囊壳在子座的表面露出一个小孔；子囊细长，每个子囊内通常有

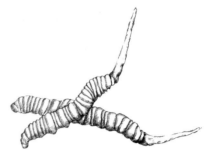

图3-18　冬虫夏草示意图

两个线形子囊孢子，初期无横隔，后期形成多数横隔。图3-18为冬虫夏草示意图。

【地理分布】分布于西藏、青海、甘肃、四川西部等地，资源较少。

【药物来源】麦角菌科冬虫夏草菌和蝙蝠蛾科幼虫的复合体。

【入药部位】子座及虫体。

【采集炮制】积雪尚未融化时入山采集，此时子座多露于雪面，容易发现，且药效较好。除去外层的泥土附着物，晒干。

【化学成分】主要含有虫草素、粗蛋白、粗纤维、碳水化合物、脂肪、甾醇类、核苷类、烯醇和烯醛、氨基酸和肽类、维生素、糖类及大量无机元素等。

【药理作用】

1.增强免疫作用；

2.抗肿瘤作用；

3.具激素样的药理作用；

4.平喘祛痰作用；

5.抗菌抗炎作用。

【性味功效】味甘，性温。具补肺益肾、止咳化痰之功效。治培根病、肺病、筋骨疼痛、神经性胃痛、呕吐、食欲不振等。

独一味

【异　　名】大巴、打布巴。

【品种考证】《度母本草》记载："独一味分为两种，即为山生和川生，两种生态都一样，叶片方形而较厚，叶面凸粒一颗颗，茎干四方如戒尺，花色分为蓝红白，全株被刺如狗尾，气味芳香好草药。山生功效治虫病，其味稍甘有点苦，配伍甘松结血蒿，沙生槐籽成方剂，能治疗一切虫病。川生林生独一味，其味甘

苦性温平，配伍五味子止泻，叶片捣碎敷疮伤，干燥疮面愈伤口，月经淋漓和尿闭、遗精等症都能止，成为滋补之上品，干涸腑水有特效，配伍他药功效广。"《宇妥本草》记载："黑独一味生沼泽，叶如老人胸腔皮，茎干四方花紫色，长短一卡或一肘，可以内服可外敷，消散肿胀干黄水，并可治疗疔毒肿。"《四部医典》记载："独一味能固软骨，并且能够引黄水。"《药名之海》记载："紫独一味消热肿。"

【品种分类】独一味和美花筋骨草。

【形态描述】

独一味 [Lamiophlomis rotata (Benth.) Kudo.]

多年生无茎草本，高可达10 cm。根茎粗而长。叶片通常4枚，辐状两两对称，菱状圆形、扇形、肾形，边缘具圆齿，基部浅心形或楔形，叶脉明显，叶面被白色有节柔毛，叶背仅脉上具有节短柔毛，叶柄长1～3 cm，被短毛。花果期6—9月，轮伞花序密集排列成短穗状花序；苞片披针形或线形；花萼漏斗形，被白色柔毛；花冠二唇形，紫色；雄蕊4枚，花丝被微毛；坚果，球形。图3-19为独一味全草示意图。

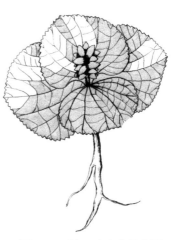

图3-19 独一味全草示意图

美花筋骨草 (*Ajuga ovalifolia* Bur.et Franch.)

多年生草本，高可达10 cm，具短根茎。茎直立，四棱形，被白色有节长柔毛。叶片阔卵形或长圆形，两面被白色有节长柔毛，叶柄具狭翅。花果期6—9月，头状聚伞花序，顶生；花冠筒形二唇形，蓝色；雄蕊4枚，着生于冠筒喉部，柱头2裂。蒴果。

【地理分布】分布于西藏、青海、甘肃和四川等地，资源较丰富。

【药物来源】唇形科独一味属独一味和唇形科筋骨草属美花筋骨草。

【入药部位】全草。

【采集炮制】盛花期采集全草，净制，晾干。

【化学成分】独一味含有木樨草素及其葡萄糖苷、槲皮素及其阿拉伯糖苷、芹菜素-7-O-新陈皮糖苷等黄酮类、山栀苷甲酯、8-O-乙酰山栀苷甲酯、6-O-乙酰山栀苷甲酯，独一味素等环烯醚萜类，还含有偏诺皂苷元糖苷、β-谷甾醇、软脂酸及混合饱和脂肪酸。筋骨草属植物主要含有二萜类、环烯醚萜类、甾酮类、生物碱、皂苷、黄酮、有机酸类等成分。

【药理作用】

独一味具有：

1.镇痛作用；

2.提高免疫作用；

3.抗肿瘤作用；

4.抗菌作用；

5.止血作用。

美花筋骨草具有：

1.抗肿瘤作用；

2.增强机体免疫力的作用；

3.降压和中枢安定作用。

【性味功效】味甘、苦，山生独一味性凉，川生独一味性温。具清热解毒、愈伤止血之功效。治虫病、引流黄水、骨破裂、固软骨、痈疖肿毒、炭疽病等。对刀口疼痛、出血、外伤骨折、风湿痹痛等症也有很好的治疗作用。

短穗兔耳草（*Lagotis brachystachya* Maxim.）

【异　　名】孜孜毛、加玛局玛（藏语）。

【品种考证】本品始见于《月王药诊》。《妙音本草》记载："所说短穗兔耳草，又称加都孜孜毛，短穗兔耳草研粉，治疗腺体恶性肿。"《度母本草》记载："所说短穗兔耳草，有的称加玛局玛，叶片红色比较小，茎蔓红色铺地面，花朵白色比较小，果实状如羊粪蛋；有的称为孜孜毛，其味稍干比较酸，功效上引能催吐，研成细粉撒疮面，治疗腺体恶性肿。"《四部医典》记载："所说短穗兔耳草，引吐脓血咳吐痰。"

【形态描述】短穗兔耳草多年生无茎草本，高4～8 cm。根多数，簇生，条形，肉质；根状茎短，外面为多数残留的老叶柄；匍匐茎细长，紫红色，被白色头状腺毛。叶全部基出，莲座状，线状披针形至披针形，顶端渐尖，全缘，基部渐狭或成叶柄。花期6—7月，穗状花序卵圆形，长1～1.5 cm，花密集，花序紫红色，密生白色头状腺毛；苞片长圆形，全缘；萼筒状，2深裂，裂片不等长，卵状长圆形，膜质；花冠白色或微带粉红或紫色，花冠二唇形；雄蕊贴生于上唇基部，2枚，花药黄褐色，肾形，柱头头状；子房2室。果期7—8月，蒴果球形，红色，种子2～4粒。图3-20为短穗兔耳草地上部分示意图。

【地理分布】分布于青海、西藏、甘肃、四川等地，资源较丰富。

【药物来源】玄参科兔耳草属植物短穗兔耳草。

【入药部位】全草。

【采集炮制】秋季采集全草，晒干。

【化学成分】含有3,5-二羟基-3′,5′-二甲氧基-7-O-葡萄糖苷、3,5,7-三甲氧基-3′,5′-二甲氧基黄酮、肉桂酸、香草醛、木樨草素、β-谷甾醇、胡萝卜苷、木樨草素-7-O-B-葡萄糖苷半乳糖。

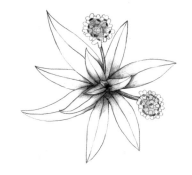

图3-20 短穗兔耳草地上部分示意图

【药理作用】具有抑菌作用。

【性味功效】味甘苦，性凉。具清肺排脓、排脓血黄水之功效。主治肺脓肿、咳嗽吐痰、培赤并病、四肢百脉病等。

虎耳草

【异　　名】甘青虎耳草又名篦齿虎耳草、大通虎耳草；青藏虎耳草又名大同虎耳草，松吉斗、松吉蒂（藏语）。

【品种考证】本品始见于《月王药诊》。《度母本草》记载："虎耳草生阴山坡，叶片状如莲花座，植株如同珊瑚塔，花朵如同金莲花，如同君王坐锦垫，自身功效清骨热，治疗热疫如甘露。"《妙音本草》记载："虎耳草治骨热症，植株状如珊瑚塔。"《宇妥本草》记载："虎耳草生阴山坡，叶片细而茎直立，长短四指或五指，花朵黄色状如钟，其味苦而其性凉，治疗培根瘀紫症，滋补身体上品药。"《四部医典》记载："虎耳草清肝胆热。"

【品种分类】虎耳草科植物。甘青虎耳草和青藏虎耳草。

【形态描述】

甘青虎耳草（*Saxifraga tangutica* Engl.）

多年生草本，高可达30 cm以上，丛生。茎不分枝，被褐色卷曲柔毛。基生叶具柄，叶片卵形至长椭圆形，腹面无毛，背面和边缘具卷曲柔毛，有叶柄，基部扩大呈鞘状，有褐色卷曲柔毛；茎生叶无柄，卵形至椭圆形，向上渐变小。花果期6~10月，多歧聚伞花序有2~6朵花，密被褐色卷曲柔毛；苞片条形，边缘具卷曲柔毛；萼片在花期由直立变开展至反曲，卵形至狭卵形，仅边缘具褐色卷曲柔毛；花瓣

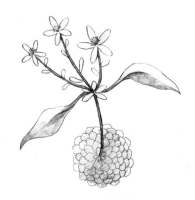

图3-21 甘青虎耳草示意图

黄色，或腹面黄色而背面紫红色，卵形至长圆形，先端钝，基部具爪，具二痂体；雄蕊花丝钻形；子房近下位，周围具环状花盘。果实为蒴果。图3-21为甘青虎耳草示意图。

青藏虎耳草（*Saxifraga przewalskii* Engl.）

多年生草本，高可达12 cm，丛生。茎不分枝，被褐色卷曲长柔毛。基生叶具柄，叶片卵形至长圆形，基部扩大，边缘具褐色卷曲柔毛；茎生叶卵形至椭圆形，向上渐变小。花果期7—9月，多歧聚伞花序，花2~6朵，花梗密被褐色卷曲长柔毛；花两性；萼片卵形至狭卵形，先端钝，起初直立，花期反曲，边缘具褐色卷曲柔毛；花瓣表面淡黄色且其中下部有红色斑点，背面紫红色；雄蕊花丝钻形；子房下位，周围具环状花盘。果实为蒴果。

【地理分布】分布于西藏、青海、四川、甘肃等地，资源较丰富。

【药物来源】虎耳草科植物虎耳草属甘青虎耳草和青藏虎耳草。

【入药部位】全草。

【采集炮制】盛花期采集，净制，阴干。

【化学成分】青藏虎耳草含有山奈酚及其糖苷、槲皮素及其糖苷、岩白菜素、没食子酸、没食子酸甲酯等。

【性味功效】味苦，性凉。具清热解毒、疏肝利胆之功效。治培根赤巴的合并症、肝胆病、瘟病时疫、疮疡热毒等。

甘肃贝母（*Fritillaria przewalskii* Maxim.ex Batal.）

【异　　名】岷贝。

【品种考证】本品始见于《妙音本草》。《妙音本草》记载："贝母花如青莲花，功效治嗅觉不灵。"《四部医典》记载："贝母止咳清胸热。"

【形态描述】多年生草本，高可达40 cm，鳞茎圆锥形。茎最下部叶通常对生，向上渐为互生；叶片条形，先端通常不卷曲。花期6—7月，单花顶生，浅黄色，有黑紫色斑点；叶状苞片1枚，先端稍卷曲或不卷曲；花被5片，蜜腺窝不很明显；雄蕊6枚，花药近基着，花丝具小乳突；柱头裂片通常很短。果期8月，蒴果，棱上具窄翅。图3-22为甘肃贝母全草示意图。

【地理分布】分布于甘肃、青海、四川等地，

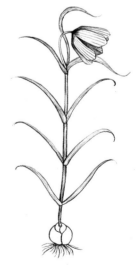

图3-22　甘肃贝母全草示意图

资源较少。

【药物来源】百合科贝母属植物甘肃贝母。

【入药部位】鳞茎、花、叶和果实。

【采集炮制】高海拔地区在夏初植株发芽时挖取鳞茎，其他地区在秋初苗枯时挖取鳞茎，晒干。花期采茎、叶、花，晒干；果成熟时采果，晒干。

【化学成分】含有岷贝碱甲和岷贝碱乙、西贝素、川贝酮等。

【药理作用】本品所含贝母素静脉注能使麻醉猫产生持久性血压下降，伴以短暂呼吸抑制、血糖升高；有一定毒性。

【性味功效】味甘，辛，性凉。具清热止咳、补血调经之功效。鳞茎治肺脓疡、痈疡肿毒、感冒咳嗽、吐血、月经过多，茎、叶骨节积黄水，花、果实治头痛高烧引起的头痛、神经痛、咳吐脓血。

高原丹参（*Salvia przewalskii* Maxim.）

【异　　名】甘肃丹参、甘西鼠尾草、甘青丹参、紫丹参、红秦艽，吉子那保、知羊哥青、阿鲁达鲁（藏语）。

【形态描述】多年生草本，高可达60 cm，全株密被柔毛。根圆柱形，外皮红褐色。茎直立，四棱形，多分枝，丛生。奇数羽状复叶，叶片先端锐尖，边缘具近于整齐的圆齿状锯齿，两面被柔毛。花期6—7月，轮伞花序，疏离，顶生总状花序；小苞片披针形，被腺毛；花萼钟状，顶端二唇形；花冠紫红色，外被疏柔毛，冠檐二唇形；雄蕊2枚，着生于下唇的中下部；子房卵圆形，花柱细长，伸出冠筒外，柱头2裂。果期7—8月，小坚果4枚，倒卵圆形。图3-23为高原丹参全草示意图。

【地理分布】分布于甘肃、四川、西藏、青海等地，资源较丰富。

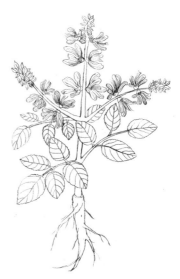

图3-23　高原丹参全草示意图

【药物来源】唇形科鼠尾草属植物高原丹参。

【入药部位】根和根茎。

【采集炮制】秋末采挖根及根茎，晒干。

【化学成分】含丹参酮Ⅰ、丹参酮ⅡA，丹参酮ⅡB、隐丹参酮、羟基丹参酮

IIA、丹参酸甲酯、异丹参酮Ⅰ、丹参新酮，还含鼠尾草酚、二氢丹参酮Ⅰ、丹参新醌等二萜醌类化合物，β-谷甾醇、β-谷甾醇-D-葡萄糖苷、替告吉宁以及原儿茶醛等。

【药理作用】

1.活血化瘀作用；

2.保护肝脏作用；

3.抗菌作用。

【性味功效】味苦，性微温。具活血祛瘀、安神宁心、排脓止痛之功效。治慢性心血管疾病、气管炎、肝炎等症。

蒿

【品种考证】本品始见于《月王药诊》。《晶珠本草》记载："蒿可分为四种：白蒿、灰蒿、红蒿、黑蒿。"《四部医典》记载："蒿类功效能止血，并能消散四肢肿。"《药名之海》记载："红蒿消散寒痞瘤，白蒿有益肾脏病，铺散亚菊止咳嗽，黄花菊功效相同。"

黄花蒿 （*Artemisia annua* L.）

【异　　名】香蒿、臭蒿、苦蒿、黄蒿、白莲蒿。

【品种考证】《图鉴》记载："黄花蒿生低阳地，植株丛生根发达，茎干红色叶黑绿，其味苦而气味臭，功效消肿解疔毒，煎汤洗浴烧烟熏，丛根排除寒性病。"

【形态描述】一年生草本，根单一，垂直。茎单生，高可达150 cm，有纵棱，多分枝。叶纸质，宽卵形或三角状卵形，羽状深裂，叶柄有假托叶。花果期8—10月，头状花序球形，多数，总苞片3～4层，花深黄色，两性花10～30朵。瘦果小，椭圆状卵形，略扁。

【地理分布】分布于全国各地，资源丰富。

【药物来源】菊科蒿属植物黄花蒿。

【入药部位】地上部分。

【采集炮制】花果期割取地上部分，拣净杂质，阴干。

【化学成分】挥发性成分主要包括蒿酮、异蒿酮、桉油精、龙脑、左旋樟脑、蒎烯、丁香烯、石竹烯氧化物、倍半萜醇等成分。非挥发性成分主要是青蒿素、青蒿酸、黄酮、香豆素、β-谷甾醇、豆甾醇、二肽化合物、烯炔化合物等。

【药理作用】

1.抗疟活性：青蒿素为倍半萜内酯化合物，是重要的抗疟成分；

2.对盘状红斑狼疮有效；

3.对血吸虫成虫具有明显的杀灭作用。

【性味功效】味苦，性凉。具有清热解毒、消肿杀虫之功效。治感冒发热、疟疾、炭疽病等。

野艾蒿（*Artemisia lavandulaefolia* Dc.）

【异　　名】艾草、艾叶、艾蒿、家艾。

【品种考证】同蒿类记载。

【形态描述】多年生草本，高可达120 cm，地下根茎分枝多。茎直立，圆形有棱，外被灰白色软毛，上部有斜升的花序枝，被密短毛。叶片卵状椭圆形，羽状深裂，基部裂片常成假托叶，裂片椭圆形至披针形，边缘具粗锯。花果期8—11月，头状花序，多数密集成总状，总苞密被白色棉毛；边花为雌花，7～12朵，常不发育；花冠狭管状，紫红色，花柱线形；两性花，花药线形，10～12朵。瘦果，长圆形。

【地理分布】分布于青海、甘肃、四川等地，资源丰富。

【药物来源】菊科蒿属植物野艾蒿。

【入药部位】地上部分。

【采集炮制】花果期割取地上部分，或于立秋开花后割取花枝，拣净杂质，阴干，备用。

【化学成分】含氨基酸，包括7种人体必需氨基酸；含有Cu、Zn、Fe、Se等元素；含胡萝卜素、维生素E、维生素B、维生素A等维生素。

【性味功效】味苦，性温。具散寒祛湿、温经止血之功效。治月经不调、带下等症。艾叶油有平喘、镇咳、祛痰及消炎的作用。

褐毛垂头菊（*Cremanthodium brunneopilosum* S.W.Liu）

【形态描述】多年生草本，高可达60 cm，全株灰绿色或蓝绿色。根肉质，粗壮，簇生。茎单生，直立，上部被白色和褐色有节柔毛，基部密被枯叶柄。基部具宽鞘，基生叶与茎椭圆形至披针形，先端急尖，全缘或有骨质小齿，基部楔形，下面至少在脉上有点状柔毛，叶脉羽状平行；茎中上部叶向上渐小，狭椭圆形，抱茎；最上部茎生叶苞叶状，披针形，先端渐尖。花期6—7月，头状花序辐射状，下垂，排成总状花序，偶有单生；花序梗被褐毛。总苞半球形，密被褐色有节柔毛，总苞片2层，基部具披针形至线形、草质的小苞片；舌状花黄色，舌片线状披针形，先端尾状渐尖，膜质近透明；管状花多数，褐黄色，冠毛白色。花果期8—9月，瘦果圆柱形。

【地理分布】分布于青海、西藏、甘肃、云南等地，资源较少。

【药物来源】菊科垂头菊属植物褐毛垂头菊。

【入药部位】全草或花、叶、根入药。

【采集炮制】夏季采花、叶，秋季挖根，晾干。

【性味功效】味苦，辛，性寒。具清热解毒、利湿热之功效。治热病发斑、目赤肿痛、痈疮肿痛、肝炎、黄疸等。

红花 （*Carthamus tinctorius* L.）

【异　　名】红蓝花、刺红花。

【品种考证】本品始见于《月王药诊》。《妙音本草》记载："精华药物之红花，状如黄色紫菀花。"《四部医典》记载："红花治疗诸肝病，并且能收敛脉口。"《药名之海》记载："红花清肝热益血。"《如意宝树》记载："红花功效清肝热。"

【形态描述】一年生草本，高可达90 cm，全株光滑无毛。茎直立，基部木质化，上部多分枝，全部茎枝白色或淡白色，光滑。叶互生，质硬，近于无柄而抱茎，中下部茎叶卵形或卵状披针形，边缘具刺齿；上部叶逐渐变小，成苞片状，围绕头状花序。花果期7—8月，头状花序多数，在茎枝顶端排成伞房花序，为苞叶所围绕；总苞片4层，倒披针状椭圆形至长倒披针形，全部苞片无毛无腺点；管状花多数，通常两性，橘红色，先端5裂，裂片线形；雄蕊5枚，花药聚合；雌蕊1枚，花柱细长，伸出花药管外面，柱头2裂，舌状。瘦果倒卵形，乳白色，有4棱。图3-24为红花地上部分示意图。

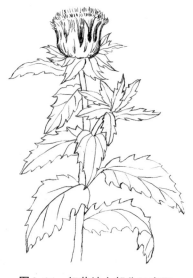

图3-24　红花地上部分示意图

【地理分布】主要分布于西藏、青海、甘肃、四川等地，资源较丰富。

【药物来源】菊科红花属植物红花。

【入药部位】管状花。

【采集炮制】7—8月花瓣由黄变红时采摘管状花，阴干或烘干。

【化学成分】主要有山柰酚及其糖苷、槲皮素及其糖苷、6-羟基山柰酚等黄酮醇类；红花苷、红花黄色素A、红花黄色素B、新红花苷等查耳酮类；木脂素、甾体、氨基酸、有机酸类化合物。

【药理作用】

1.兴奋子宫作用；

2.扩张冠状动脉作用；

3.降压作用；

4.收缩支气管作用；

5.降脂作用。

【性味功效】 味甘，性凉。具有清肝热、止血、滋补之功效。治肝病、血病等。

红景天

【品种考证】 始见于《月王药诊》。《四部医典》记载："红景天治疗疫疠，并治肺热和脉病。"

【品种分类】 大株红景天和狭叶红景天。

大株红景天 [*Rhodiola wallichiana* （Hook.）S.H.Fu var.chlaensis（Praeger）S.H. Fu]

【形态描述】 多年生草本，高可达60 cm。根状茎粗壮，肉质。茎直立，具棱槽。叶互生，线状披针形，茎下部的叶小而质薄。花果期5—8月，花序聚伞形；花稠密；花梗细弱，黄绿色；萼片5枚，披针形，基部稍连合，黄绿色；花瓣5枚，长椭圆形，长约为萼片的2倍，黄绿色；雄蕊10枚，生于花瓣基部，花药黄色；心皮5枚，离生，披针状长圆形；子房1室，胚珠数枚，椭圆形。图3-25为大株红景天地上部分示意图。

【地理分布】 分布于青海、甘肃、四川等地；资源极度减少，濒危。

【药物来源】 景天科红景天属植物大株红景天。

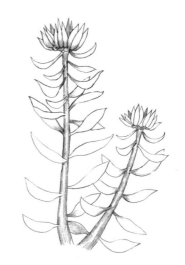

图3-25 大株红景天地上部分示意图

【入药部位】 根茎或全草。

【采集炮制】 秋季采集全草或根茎，洗净，晒干。

【化学成分】 含有红景天苷、岩白菜素、香草醛、壬醇-1-苯甲醇、乙酸、戊醛、脂肪醇、脂肪烃及萜类化合物。

【药理作用】能有效提高SOD，降低体内自由基对细胞的氧化损害，改善脂质代谢，具有抗衰老作用；能明显增加小鼠对脑缺血缺氧的耐受力。

【性味功效】味涩，性寒。具有清热退烧之功效。治肺炎、发热、腹泻等。

狭叶红景天［*Rhodiola kirilowii*（Rogel.）Maxim.］

【形态描述】多年生草本，高可达60 cm。具肥厚的根茎，横露地面。茎直立。叶互生，无柄，条形或线状披针形。花期6—7月，花序顶生，无苞片；雌雄异株，雄花黄绿色，具梗；花萼和花瓣均为5枚，长椭圆形；雄蕊10枚，对瓣雄蕊着生于花瓣基部，与花瓣等长或稍短，花药黄色；心皮5枚，不育；心皮离生，披针状长圆形，柱头头状。果期7—8月，果实长圆状披针形，带紫色；种子小，淡褐色。图3-26为狭叶景天全草示意图。

【地理分布】分布于西藏、青海、四川、云南、甘肃等地，资源濒危。

【药物来源】景天科红景天属植物狭叶红景天。

【入药部位】根茎或全草。

【采集炮制】秋季采集全草或根茎，洗净，晒干。

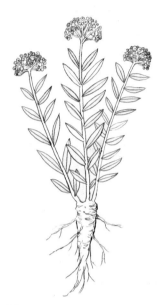

图3-26 狭叶景天全草示意图

【化学成分】含有红景天苷、岩白菜素、香草醛、胡萝卜苷、脂肪醇、β-谷甾醇、蔗糖、氨基酸以及微量元素等。

【药理作用】

1.增强缺氧耐力；

2.具辐射保护作用；

3.具抗高原反应作用；

4.具活血化瘀作用；

5.具改善心血管系统作用。

【性味功效】味甘，涩，性平。具清热退烧之功效。治疫疠、肺热、发热、脉病、腹泻等。

唐古特红景天［*Rhodiola algida*（Ledeb.）Fisch. et. Mey.var.tangutica （Maxim.）S.H.Fu］

【形态描述】多年生草本，高可达30 cm。根状茎长而粗壮，木质化。茎多数丛生，外围多残存枯茎。叶互生，细线形，肉质，绿色。花期6—8月，花序聚伞形，雌雄异株，雄花苞片叶状；花梗紫红色；萼片5枚，披针形；花瓣长椭圆形，带紫红色；心皮离生，长椭圆状卵形，紫红色，胚珠多数。果期8—9月，菁蓇果5枚，长椭圆形，紫红色；种子多数，淡褐色，长椭圆形，具翅。

【地理分布】分布于青海、西藏、甘肃、四川等地，资源较少。

【药物来源】景天科红景天属植物唐古特红景天。

【入药部位】根茎。

【采集炮制】秋季采挖根茎，洗净，晒干。

【化学成分】含有红景天苷、红景天苷元、槲皮素、山奈酚、花色苷、7-羟基香豆素、β-谷甾醇、胡萝卜苷、没食子酸、山奈酚等，此外还含有挥发油类。

【药理作用】

1.减少血小板聚集作用；

2.对心肌损伤有保护作用；

3.抗自由基及延缓衰老作用；

4.免疫调节作用；

5.抗辐射作用。

【性味功效】味苦，涩，性凉。具有清肺热、滋补强身、除口臭之功效。治肺热症、呼吸不畅、流感侵肺、口臭、神经麻痹症等。

葫芦巴（*Trigonella foenum-graecum* L.）

【异　　名】香草、香豆、苦豆、芸香。

【品种考证】本品始见于《月王药诊》。《宇妥本草》记载："葫芦巴生大田间，叶片较小如豆叶，长短一肘或一足，花米黄色如豆花，果角细长有齿纹，种子较小呈方形，治疗肺隆止腹泻。"《四部医典》记载："箱芦巴治疗肺隆，并且治疗腹泻症。"《如意宝树》记载："葫芦巴治培根病，治疗寒症生赤巴。"《药名之海》记载："葫芦巴功效干脓。"

【形态描述】一年生草本，高可达80 cm，全株有香气。茎直立，圆柱形，有分枝，微被柔毛。羽状三出复叶，托叶宽三角形，小叶倒卵形、矩圆状倒披针形，顶生小叶较大，具较长的小叶柄。花期6—7月，花无梗，花1～2朵腋生；花萼筒状，萼齿披针形，被白色丝状长柔毛；花冠黄色或淡黄色，基部稍带紫堇色；子房线形，微被柔毛，花柱短，柱头头状，胚珠多数。果期8—9月，荚果线状圆柱形，顶端渐尖成长喙，具长网纹；种子近椭圆形，稍扁，棕褐色。

【地理分布】分布于西藏、青海、甘肃、四川等地，资源丰富。

【药物来源】豆科葫芦巴属植物胡卢巴。

【入药部位】全草和种子。

【采集炮制】初花期采集全株，阴干。荚果成熟时，采摘，晒干，分离种子。

【化学成分】主要含有甾体皂苷类、牡荆素、异牡荆素及其苷类、葫芦巴香豆精、葫芦巴碱、胆碱、龙胆宁碱、番木瓜碱、羽扇豆醇、白桦醇、白桦酸、氨基酸、多糖、酶等。

【药理作用】

1.抗生育及雄性激素作用；

2.抗肿瘤作用；

3.降压、降脂作用。

【性味功效】味苦，甘，性温。具温中燥湿、祛风祛寒、止泻干脓之功效。治肺脓、寒泻、隆症、培根病等，滋补肾阳。

黄精

【异　　名】龙衔、白及、兔竹、垂珠。

【品种考证】本品始见于《月王药诊》。《妙音本草》记载："八种功效之黄精，叶片如玉而弯曲，果实如同珊瑚心，其味苦而有点涩，适时挖取洗干净，按照规程炮制煮，延年益寿神志明。"《四部医典》记载："天冬黄精延年寿，并且能治黄水病。"《如意宝树》记载："黄精能提升胃阳，干脓轻身开胃口，治疗培根赤巴病，延年滋补之良药。"

【品种分类】轮叶黄精和卷叶黄精。

【形态描述】

轮叶黄精 [*Polygonatum verticillatum* (L.) All.*]

多年生草本，高达30 cm。根状茎乳白色或淡褐色，肥厚，具少数短分枝。茎细弱。叶通常为2～3叶轮生，长圆状披针形或较狭，全缘，基部楔形。花期6—7月，花序腋生，具1～4花，俯垂；苞片不存在；花梗纤细，花被淡黄色或淡紫色，花被片合生成筒状，裂片近卵形，具乳头状毛；雄蕊6枚，花丝极短；子房近圆形；花柱明显。果期8—9月，浆果球形，具6～12颗种子，种子球形。图3-

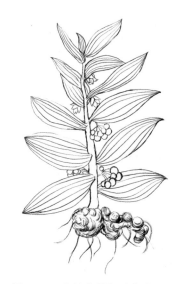

图3-27　黄精全草部分示意图

27为黄精全草部分示意图。

卷叶黄精［*Polygonatum cirrhifolium*（Wall.）Royle.］

多年生草本，高达1 m。根状茎念珠状，乳白色，肥厚而横走，节间较长。茎直立。叶通常每3～6枚轮生，狭披针形或线形，先端弯曲成钩状。花期5—6月，花序轮生，通常具2花，下垂；苞片小，膜质或不存在；花白色或淡紫色，筒状，裂片三角形；雄蕊6枚，着生在花被管的中部；子房长圆状椭圆形，具近等长的花柱。果期7—9月，浆果近球形，红色或紫红色，成熟时暗红色，具4～9颗种子。

【地理分布】分布于青海、西藏、四川、云南、甘肃、陕西等地，资源丰富。

【药物来源】百合科黄精属植物轮叶黄精和卷叶黄精。

【入药部位】根状茎。

【采集炮制】9—10月采集根状茎，除去残茎及须根，晒至表面稍干时轻轻搓去外层薄皮，反复轻揉多次，使其绵软而无硬心，晒至全干。

【化学成分】主要含有黄精多糖、低聚糖和甾体皂苷类。另外，含有5-羟基糠醛、β-谷甾醇、胡萝卜苷、琥珀酸、单糖和高级脂肪酸混合物。

【药理作用】

1.增加冠状动脉流量的作用；

2.调血脂作用；

3.降血糖作用；

4.免疫调节作用；

5.抗炎、抗菌、抗病毒作用。

【性味功效】味甘，苦涩，性平。具祛寒健胃、滋润心肺、滋补增力之功效。治局部浮肿、寒湿引起的腰腿痛、瘙痒性和渗出性皮肤病及精髓内亏、衰弱无力、营养不良性水肿等症。

黄芩

【品种分类】分为草地黄芩、并头黄芩、黄芩。

【形态描述】

草地黄芩（*Scutellaria hypericifolia* L.）

又名川黄芩。多年生草本，高可达35 cm。根茎细，多分枝。茎多数近直立或弧曲上升，丛生，四棱形，被短柔毛。叶对生，无柄或近无柄；叶片草质，卵状长圆形或长圆形，全缘，边缘有毛，脉在下面凸起呈白色。花期6—8月，总状花序，顶生，具少数花；苞片下部者似叶，卵形，顶端急尖，常呈紫色，全缘，被缘毛；花萼钟状，紫色或紫蓝色；花冠蓝紫色；雄蕊4枚，前对较长，具半药，后对较短，具全药，药室口有毛；花丝扁平，下半部被微柔毛；花柱细长，先端锐尖，微裂。子房柄很短，基部具黄色腺体，子房4裂。果期8—9月，坚果，卵球形，黑色，有基部隆起的乳突。

并头黄芩（*Scutellaria scordifolia* Fisch.ex Shrenk.）

又名半枝莲。多年生草本，高可达35 cm。根茎细长，横生或斜生，节上生须根。茎直立，四棱形，基部常带紫色，多分枝，棱上被卷曲的柔毛。叶对生，三角状狭卵形、卵状长圆形或披针形，先端大多钝，边缘有浅齿，基部截形，少楔形，上面被稀疏或稍疏小毛，下面毛较密，侧脉约3对，上面凹陷，下面明显凸起。花果期6—8月，花单生于茎上部的叶腋内，偏向一侧，形成腋生总状花序；苞片叶状；花萼钟形，外面密被柔毛，二唇形；花冠蓝紫色，外面密被柔毛，二唇形；雄蕊4枚，内藏，花丝无毛，药室口部具毛。花丝扁平，花柱细长，先端锐尖，微裂；子房4裂，裂片等大。果期8—9月，坚果球形，褐色，具瘤状突起，腹面近基部具果脐。

黄芩（*Scutellaria baicalensia* Georgi.）

又名山茶根。多年生草本，高达30 cm。根粗壮，圆锥形，下部多分枝。茎四棱形，自基部开始分枝。叶交互对生，披针形至线状披针形，总状花序在茎及枝上顶生，有腺点。花期7—8月，总状花序或圆锥花序，顶生，具叶状苞片；花萼二唇形，上唇背部有盾状附属物，果期增大；花冠二唇形，蓝紫色或紫红色，上唇盔状，下唇宽而短；花丝扁平，雄蕊4枚；子房杯状，褐色，4深裂。果期8—9月，小坚果4枚，卵球形。

【地理分布】分布于青海、甘肃、四川、云南等地，资源较丰富。

【药物来源】唇形科黄芩属植物草地黄芩、并头黄芩、黄芩。

【入药部位】根或全草。

【采集炮制】9—10月采挖根，阴干；盛花期采集全草，搓揉至茎微破，阴干。

【化学成分】主要含有黄芩苷、黄芩素Ⅰ、黄芩素Ⅱ、汉黄芩素、汉黄芩苷、黄芩黄酮、柚皮素、芹菜素、半枝莲素、千层纸素A、白杨素等黄酮类化合物，以及半枝莲碱A、对羟基苯甲醛、原儿茶酸、熊果酸、硬脂酸、植物甾醇等。

【药理作用】

1.抗病原微生物作用；

2.保肝利胆作用；

3.抗炎抗变态反应；

4.降血脂作用。

【性味功效】味苦，性寒。具清热解毒、消炎止痛、活血祛瘀之功效。治急性胃肠炎、胃腹疼痛、肝炎、上呼吸道感染、利尿等。

甘肃棘豆（*Oxytropis kansuensis* Bunge.）

【异　　名】棘豆，达合夏、得交木、曲达姆（藏语）。

【品种考证】本品始见于《月王药诊》。《妙音本草》记载："棘豆功效治疗毒。"《度母本草》记载："棘豆甘露上品药，有些称为达合夏，有些称为得交木，正确名字曲达姆。生在高地阴山坡，论其性相和味性，叶茎红色有点蓝，花朵红蓝有点糙，花心三角有黏液，果实丰满常下垂，其味稍有苦甘辛，孟秋月中宜采集，不要烟熏要阴干，止引一切腹泻症，头部疮伤配蜜敷，无论严重不严重，头疮不死帝释说，体腔四肢之疮伤，内服并可外涂敷，续接脉断干脓水，其他疮药混合敷，治疗疖疮消肿胀，鹿角露梅胡鹫粪，烧灰配伍加朱砂，这些疮类均可治。"《四部医典》记载："棘豆愈疮杀瘟疫，并且治疗诸毒病。"

【形态描述】多年生草本，高达25 cm。基部有分枝，茎、叶的各部与花梗均有白色长柔毛或杂有黑色毛。奇数羽状复叶，叶轴具沟纹，密被长柔毛；托叶卵状披针形，基部连合，与叶柄分离；小叶卵状长圆形至披针形，先端渐尖，基部圆形，两面均密被长柔毛。花期6—7月，总状花序短缩或头状，腋生；苞片线形；花萼筒状，密被长柔毛，萼齿线形；花冠蝶形，黄色，旗瓣、翼瓣、龙骨瓣容易辨认；雄蕊10枚，二体；子房有多数胚珠，有短柄，花柱向内急弯，柱头头状。果期8—9月，荚果长椭圆形或长圆状卵形，密生黑色柔毛。图3-28为棘豆全草示意图。

【地理分布】分布于青海、甘肃、西藏、四川、云南等地，分布广泛。

【药物来源】豆科棘豆属植物甘肃棘豆。

【入药部位】全草。

【采集炮制】盛花期采集全草，净制，晾干。

【化学成分】主要含有2-吡咯烷酮、丁二酸二-（2-甲基）-丙酯、1,4-二甲

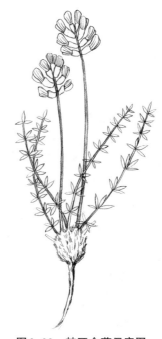

图3-28　棘豆全草示意图

基-2,5-二异丙基苯、己二酸二（2-甲基）丙酯、邻苯二甲酸二（2-甲基）丙酯、邻苯二甲酸二丁酯、3，5-二甲氧基苯酚、苯乙酸甲酯、苦马豆素、黄华碱、臭豆碱、金雀花碱、N-甲基金雀花碱、鹰爪豆碱、白羽扇豆碱等。

【药理作用】

1.促进肠平滑肌兴奋作用；

2.清肺祛痰作用；

3.镇静、镇痛作用；

4.止血、利尿作用。

【性味功效】味甘，性温，有小毒。具清热解毒、利水消肿之功效。治培根所致诸病、肺热咳嗽、痰饮腹水、体虚水肿、脾虚泄泻等。

白野韭（*Allium japonicurn* Regel.）

【异　　名】山韭、岩葱，扎果、日估、查估（藏语）。

【品种考证】《甘露本草明镜》记载："扎果生于石岩沙石上，叶状如蓝色韭，细而长，治寒性虫病。"《晶珠本草》记载："日估类药物性重，促进食欲，开郁豁闷，治胃病及培根寒热病等；分为七类，即日估、查估、曾那、加估、隆估、齐估和日喝估；查估祛寒、杀虫，治寒性虫病，生于石岩上，叶如葱而细，蓬松，根如黄精根茎，较小，花色不定。"

【形态描述】多年生草本，高达50 cm。鳞茎常2～3枚聚生，圆柱状，外皮呈枯存的网状鞘。叶基生，剑状或椭圆状披针形，具明显中脉，在叶背突起。花果期6—9月，花葶近直立，圆柱形，微有棱；伞形花序顶生，近球形，多数花密集；花紫红色，多数；花被片长圆形，先端钝；花丝长于花被，基部合生，并与花被片贴生；子房倒心形，具3圆棱。蒴果，具三棱突，种子黑色。

【地理分布】分布于西藏、青海、甘肃、云南、四川、陕西等地，分布广泛。

【药物来源】百合科葱属植物白野韭。

【入药部位】全草。

【采集炮制】8—9月采集全草，洗净，晒干。

【性味功效】味辛，甘，性温。具促食欲、助消化、祛虫之功效。治胃病及培根寒热病等。

宽瓣延胡索 ［*Corydalis pauciflora*（Steph.）Pers. var. latiloba Maxim.］

【品种考证】《宇妥派学者手记》记载："延胡索治疗中毒病，应以开水送服；治疗中毒所致上吐下泻，如若不是中毒病，如同吃了糌粑团。"

【形态描述】多年生矮小草本。根茎块状，长圆形或椭圆形。茎直立，分枝，基部纤细，具2～3枚鳞片；叶2～3片，具柄，宽卵形或近圆形，3出复叶，裂片具2～3齿，齿顶端钝或圆形。花期7～8月，总状花序，具2～3朵花，花排列较紧，苞片宽卵形，全缘；萼片2枚，长圆形，白色，膜质，边缘具小齿；花瓣4枚，淡紫色，2轮；雄蕊6枚，花丝联合成2束，联合部分呈窄卵形；子房卵圆形，柱头2～4裂。果期8—9月，蒴果，反折。图3-29为宽瓣延胡索示意图。

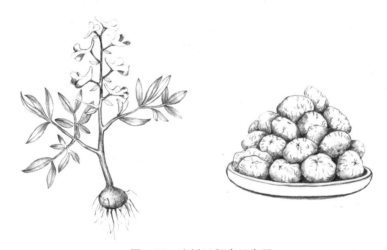

图3-29　宽瓣延胡索示意图

【地理分布】分布于青海、四川、云南、西藏等地，资源较少。

【药物来源】罂粟科紫堇属植物宽瓣延胡索。

【入药部位】全草。

【采集炮制】盛花期采集全草，净制，晾干。

【性味功效】味苦，甘，性寒。具清热解毒之功效。治瘟病时疫、赤巴热病、脉赤巴病。

侧金盏

【异　　名】兰侧金盏花。

【品种分类】蓝花侧金盏和短柱侧金盏。

【形态描述】

蓝花侧金盏（*Adonis coerulea* Maxim.）

多年生草本，高达 10 cm。根茎外被鳞片；茎直立，常在近地面处分枝，具条棱。叶具长柄，互生，轮廓长椭圆形，二至三回羽状细裂；叶柄具条棱，基部鞘状抱茎。花期 6—7 月，花淡蓝色，单生于枝顶；萼片淡褐色或紫红色，菱状椭圆形；花瓣 8 枚，倒卵形，顶端具啮蚀状齿；雄蕊多数，花丝狭线形，花药椭圆形，金黄色；子房卵形，具柔毛，花柱短。果期 7—8 月，瘦果多数，倒卵形。

短柱侧金盏（*Adonis brevistyla* Franch.）

多年生草本，高达 50 cm。根状茎粗；茎从下部开始分枝，基部有膜质鳞片，茎下部叶有长柄，上部叶柄短渐至无柄。叶片五角形，3 全裂，全裂片有柄，2 回羽状深裂或全裂。花期 6—7 月，花单生茎顶；萼片椭圆形，稀有绿毛；花瓣白色，倒卵状长圆形；雄蕊多数，与萼片近等长；心皮多数，有疏柔毛，柱头球形。瘦果倒卵形，被短柔毛，有短宿存花柱。

【地理分布】分布于青海、甘肃、四川等地，资源较少。

【药物来源】毛茛科侧金盏花属蓝花侧金盏和短柱侧金盏。

【入药部位】全草。

【采集炮制】盛花期采集全草，净制，晾干。

【化学成分】含有侧金盏醇、荭草苷、洋芹素、豆甾-4-烯-3,6二酮、6β-羟基-豆甾-4-烯-3-酮、β-胡萝卜苷、β-谷甾醇、软脂酸等。

【药理作用】

1.强心和改变血循环作用；

2.中枢镇静作用；

3.利尿作用；

4.局麻作用。

【性味功效】味苦，性凉。具愈疮止痒之功效。外用治癣、疖疮、麻风病，消肿瘤。

老鹳草

【异　　名】草血竭。

【品种考证】始见于《月王药诊》。《四部医典》记载："草原老鹳治喑哑，并治肺病利小肠。"

【品种分类】甘青老鹳草和藏东老鹳草。

【形态描述】

甘青老鹳草（*Geranium pylzowianum* DC.）

多年生草本，高达40 cm。根茎细长，横生，节部常呈念珠状膨大；茎直立，细弱，具1～2分枝，叶互生，肾状圆形，掌状深裂，裂片再深裂；基生叶具长柄，被伏毛，茎生叶的叶柄向上渐变短。花期6—8月，二岐聚伞花序腋生或顶生，具2～4朵花，稀花单生；总花梗密被倒向短柔毛；苞片披针形，边缘被长柔毛；萼片长圆状披针形，具3～5脉，先端有短芒尖，边缘膜质；花瓣常紫红色，倒卵圆形，腹面中部以下被毛；雄蕊近等于花柱，花丝向基部加宽，淡棕色，被疏毛，花药深紫色；子房密被毛，花柱分枝暗紫色。果期8—9月，蒴果，被微毛。

藏东老鹳草（*Geranium orientali-tibeticum* R.Kunth）

多年生草本，高5～15 cm。根状茎短而肥厚；茎细长，具少数分枝，被稀疏伏毛。叶互生，叶片肾圆形，全裂，再深裂，末回裂片线形；叶柄被白色逆向伏毛；托叶细小。花果期7—9月，每花梗有花2朵；花梗纤细，果期下弯，被柔毛；花辐射对称，紫红色；花瓣倒卵形或近圆形，有与花瓣互生的腺体。蒴果，由基向顶螺旋状背卷。

【地理分布】分布于西藏、云南、四川、甘肃、陕西等地，资源丰富。

【药物来源】牻牛儿苗科老鹳草属植物甘青老鹳草和藏东老鹳草。

【入药部位】根或根状茎。

【采集炮制】7—8月采挖根及根状茎，净制，切段阴干。

【化学成分】主要含有β-谷甾醇、没食子酰基-D-葡萄糖、短叶苏木酚、原儿茶酸、没食子酸、对羟基苯甲酸、胡萝卜苷、槲皮素等。

【药理作用】

1.抗病毒、抗菌作用；

2.抗氧化作用；

3.降血糖作用；

4.保肝作用；

5.镇咳作用。

【性味功效】味甘，涩，性凉。具清解肺热、涩肠止痢之功效。治肺热咳嗽、瘟病时疫、脏腑热症、热性痢疾等。

山莨菪 ［*Anisodus tanguticus*（**Maxim.**）**Pascher**］

【异　　名】地下生、樟柳、唐川那保、唐古特莨菪。

【品种考证】《图鉴》记载："山莨菪叫黑莨菪，本品根茎非常大，一根生出九条茎，叶片黑厚如鹞翅，花朵紫黑其味毒，叶花地下孕育成，因之称为地下生，果实后硬如汤囊，果实黑扁肾脏形，自身功效治虫病，并且治疗疔毒症。"

【形态描述】多年生草本，植物粗壮，高达120 cm。根粗大，近肉质。茎直立或斜生，多数丛生，中部以上多分枝。单叶互生，淡绿色，叶片纸质或近坚纸质，矩圆形至狭矩圆状卵形，顶端急尖或渐尖，两面无毛。花果期6—9月，花俯垂或有时直立，花紫褐色或紫红色，单生于叶腋；花萼钟状或漏斗状钟形，外面无毛；花冠钟形，紫色或暗紫色，花冠筒里面被柔毛。蒴果球形或近卵形，网脉明显隆起；种子多数，棕褐色，圆形略扁。

【地理分布】分布于西藏、青海、四川、甘肃等地，资源丰富。

【药物来源】茄科山莨菪属植物山莨菪。

【入药部位】根及种子。

【采集炮制】9—10月挖根，切碎，晒干；7—10月采籽，晒干。

【化学成分】含山莨菪碱、樟柳碱、莨菪碱、东莨菪碱、红古豆碱、托品碱、阿朴托品等生物碱。

【药理作用】

1.抗休克作用；

2.外周抗胆碱作用。

【性味功效】味甘，辛，性温。具麻醉、镇痛之功效。治疗毒恶疮等。

天仙子 （*Hyoscyamus niger* L.）

【异　　名】莨菪子、黑莨菪、牙痛子、米罐子、熏牙子、马铃草。

【品种考证】本品始见于《月王药诊》。《妙音本草》记载："莨菪籽治疗虫病。"《度母本草》记载："治虫病的莨菪子，生在阳面低洼地，根子小而叶灰白，茎长柔软如箭竹，满树花朵很繁盛，果实圆形种子黑，其味辛辣治虫病。"《宇妥本草》记载："莨菪子生田地边，叶片大而被绒毛，茎柄圆形数目多，长短一肘或一箭，花朵稍许像豆科，果实微圆像水瓶，种子细小肾脏形，治疗虫病和寒症。"《四部医典》记载："莨菪子和天仙子，功效治一切虫病。"

【形态描述】一年或两年生草本，高达90 cm，植株被黏性腺毛。根稍粗，近木质。茎直立，在上部有分枝。叶在茎基部呈莲座状，在茎上散生，卵状长圆形或长圆形，先端渐尖，羽状浅裂或有粗齿，基部渐狭成具翅的柄。花果期5—8月，花在茎中下部单生叶腋，在茎上端单生苞状叶腋内组成蝎尾式总状花序，常偏向一侧，花近无梗或梗极短；花萼筒状钟形，外面生腺毛和柔毛；花冠钟状，浅黄色或黄灰色，5裂，裂片近圆形，具紫色网脉；雄蕊稍伸出。果期7—10月，蒴果藏于萼内，长卵圆形；种子近圆盘形，淡黄褐色。

【地理分布】分布于青海、西藏、甘肃等地，资源丰富。

【药物来源】茄科天仙子属天仙子。

【入药部位】种子。

【采集炮制】秋末果实成熟时，割取果穗部分，晒干，打下种子，除净杂质。

【化学成分】含天仙子胺、阿托品、天仙子碱、东莨菪碱等生物碱，豆蔻酸、棕榈酸、硬脂酸、油酸、亚油酸、植物甾醇等。

【药理作用】

1.抑制腺体分泌和解痉作用；

2.扩大瞳孔作用；

3.加快心律作用；

4.镇痛、镇静作用。

【性味功效】味苦，性温，有毒。具杀虫、干黄水、止痛之功效。治寄生虫病、风湿关节炎、急性腹痛、神经痛、牙痛。

列当（*Orobanche coerulescens* Steph.）

【异　　名】马木通、草苁蓉、独根草、山苞米。

【形态描述】肉质寄生草本，植株粗壮，高达30 cm，全株被腺状长柔毛，具细的纵条纹。茎直立，不分枝，明显的条纹，基部常稍膨大。单叶覆瓦状排列，狭披针形。花期5—7月，穗状花序顶生，花多数；苞片与叶同形并近等大，卵状披针形；花萼2深裂，裂片狭披针形；花冠深蓝色、蓝紫色或淡紫色，圆筒状漏斗形，口部稍扩大，内面散生稀疏腺柔毛，2唇，上唇瓣圆形，具小突尖，下唇瓣3裂，冠筒稍膨胀；雄蕊4枚，内藏，被疏柔毛；子房椭圆体状或圆柱状，花柱与花丝近等长，常无毛，柱头常2浅裂。果期7—9月，蒴果长圆形，2裂，具纵长沟纹；种子细小，多数。图3-

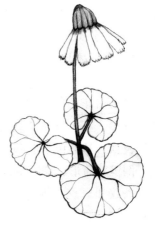

图3-30　列当地上部分示意图

30为列当地上部分示意图。

【地理分布】分布于青海、西藏、四川、云南等地，资源较丰富。

【药物来源】列当科列当属植物列当。

【入药部位】全草。

【采集炮制】7—8月采集全草，阴干。

【性味功效】味甘，性温。具补肾壮阳、强筋骨、止血之功效。治体虚便秘、肾虚阳痿等症。

龙胆

【异　　名】地胆头、磨地胆、鹿耳草。

【品种考证】本品始见于《月王药诊》。《妙音本草》记载："白花龙胆煎汤服，治疗眼热肺热病，蓝花龙胆治豆疹，与结血蒿酸藤果，配伍内服治虫病，白花龙胆有两种，麝香松香和硼砂，配方治疗合成毒，配伍童便治肉毒，配伍锦葵止烦咳，配伍大叶碎米荠，利尿利水不受害，配伍赭石除狐臭，配伍磁铁固软骨，与水配伍除翳障，配伍酥油通喉闭。"《度母本草》记载："白花龙胆草坡生，叶片小而花茂盛，单汤治疫如甘露，其味甚苦治热疫，治疗肺病是甘露，并治暗哑失音症，肺痨消瘦穿溃症，一切肺病皆能治。"《四部医典》记载："龙胆解毒治喉病。"图3-31为龙胆地上部分示意图。

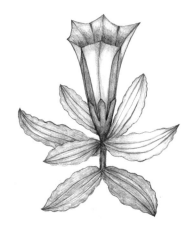

图3-31　龙胆地上部分示意图

【品种分类】大花龙胆、青藏龙胆等。

【形态描述】

大花龙胆（*Gentiana szechenyii* Kanitz.）

又名白花龙胆。多年生草本，高5～7 cm。主根较粗，圆柱形。莲座丛叶剑状披针形，茎生叶密集，叶脉3～5条。花枝数个丛生，较短；花期8—9月，花单生枝顶，基部包于上部叶丛中，无花梗；花萼筒白色，膜质，有时上部带紫红色，倒锥状筒形；花冠宽筒形或钟状筒形，上部蓝色或蓝紫色，下部黄色，具蓝灰色条纹和斑点；雄蕊着生于冠筒中，花丝钻形。果期9-11月，蒴果内藏，狭椭圆形，基部钝，柄粗壮；种子深褐色，表面具浅蜂窝状网隙。

青藏龙胆（*Gentiana futteri* Diels. et Gilg.）

多年生草本，高5～10 cm。根肉质，须状。花枝多数丛生，铺散，斜升，黄绿色。莲座状叶较发达，线状披针形；茎生叶线形长圆形，叶柄背面具乳突。花果期8—9月，花单生枝顶，基部包于上部丛叶中；无花梗；花冠上部深蓝色，下部黄绿色，具深蓝色条纹或斑点，先端钝，边缘有不整齐细齿；子房线形，花柱线形，柱头2裂，裂片外反。种子黄褐色，宽矩圆形，表面具蜂窝状网隙。

【地理分布】大花龙胆分布于青海、西藏、甘肃、四川等地，青藏龙胆分布于青海、甘肃、四川等地；资源较丰富。

【药物来源】龙胆科龙胆属植物大花龙胆、青藏龙胆等。

【入药部位】花或全草。

【采集炮制】秋季采收花朵或全草，拣净，晾干。

【化学成分】含有环烯醚萜、裂环烯醚萜、生物碱、黄酮、苷类、香豆素、甾体、鞣质、有机酸、挥发油、多糖、微量元素等成分。

【药理作用】

1.保肝利胆作用；

2.抗菌消炎作用；

3.增强免疫作用；

4.松弛气管、支气管平滑肌作用。

【性味功效】味涩，苦，性凉。具清肝利胆、清热解毒、降火之功效。治中毒热病、喉病、黑疤痘疮、皮炎等症。

麻叶荨麻 （*Urtica cannabina* L.）

【异　　名】火麻草、螫麻子、赤麻子、哈拉海、蝎子草。

【形态描述】多年生草本，横走的根状茎木质化。高达150 cm。茎直立，四棱形，常近于无刺毛，具少数分枝，疏生螫毛和柔毛。单叶对生，叶片狭卵形至宽卵形，顶端锐尖或具尾状尖，基部钝圆或浅心形，边缘具大型锯齿，叶边缘下部具数对半裂至深裂的羽状裂片，两面生短棒状乳突和散生短柔毛；叶柄长，生刺毛或微柔毛；托叶每节4枚，离生，两面被微柔毛。花期7—8月，花单性，雌雄同株或异株，雄花序生于茎部叶腋，穗状或聚伞状，具短总梗；雄花花被片4枚，合生至中部，裂片卵形，外面被微柔毛，雄蕊4枚；雌花花被片4枚，与花被片对生。果期8—10月，瘦果狭卵形，顶端锐尖，稍扁，熟时变灰褐色。

【地理分布】分布于甘肃、青海、陕西、四川等地，资源丰富。

【药物来源】荨麻科荨麻属植物麻叶荨麻。

【入药部位】地上部分。

【采集炮制】盛花期割取茎的上半部，除去老叶，揉至茎破，切段，阴干。

【化学成分】主要含有芹菜素、黄芩素及其糖苷、β-谷甾醇、对香豆酸、对香豆酸甲酯、东莨菪素、维生素、氨基酸、有机酸和微量元素等。

【药理作用】荨麻水煎液具有抗炎、镇痛、抑菌作用。

【性味功效】味苦，辛，性温，有小毒。具祛风除湿、解痉止血、温胃消食、解虫毒之功效。治胃寒胃痛、消化不良、寒性隆病、虫蛇咬伤、风湿疼痛、荨麻疹等。

曼陀罗

【异　　名】洋金花、曼荼罗、喇叭花、闹羊花、曼达、醉心花。

【品种考证】本品始见于《月王药诊》。《度母本草》记载："索玛拉杂生在稠密林山中，茎柄纤细叶片小，花朵状如莨菪花，种子状如老鼠肾，气味辛辣稍带苦，自身功效干黄水，并治疗一切虫病。"

【品种分类】白曼陀罗、紫曼陀罗两种。

【形态描述】

白曼陀罗（*Datura metel* L.）

一年生草本或半灌木状，全体近于平滑或在幼嫩部分被短柔毛，高达1 m。茎粗壮，圆柱形，多分枝，下部木质化，光滑或幼枝有短柔毛。叶宽卵形，顶端渐尖，边缘波状浅裂，基部不对称楔形。花果期8—10月，花单生于叶腋或枝杈间，直立，具短梗；花萼长筒状，基部稍膨大，具5棱，裂片三角形；花冠漏斗状，下半部带绿色，上部白色或淡紫色；雄蕊不伸出花冠；子房密生柔针毛。蒴果直立生，卵形，表面密生硬刺，成熟后淡黄色，规则4瓣裂；种子黑色，稍扁，肾形。图3-32为曼陀罗地上部分示意图。

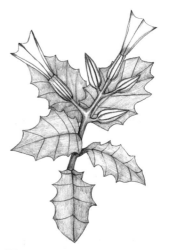

图3-32　曼陀罗地上部分示意图

紫曼陀罗（*Datura stramonium* L.）

形态基本和白曼陀罗相同。其独特点为：茎枝、花紫色。

【地理分布】分布于青海、甘肃、西藏、四川等地，资源丰富。

【药物来源】茄科曼陀罗属植物白曼陀罗、紫曼陀罗。

【入药部位】种子。

【采集炮制】成熟后采集种子，晒干。

【性味功效】味苦，甘，性凉，有毒。具杀虫、止痛、止腹泻、干关节黄水之功效。治各种虫病，尤其治头虫病、牙齿虫病及肺病。

毛茛

【异　　名】鸭脚板、野芹菜、山辣椒、烂肺草、嘎察（藏语）。

【品种考证】本品始见于《度母本草》。书中记载："毛茛生在阴坡林，阴面草坡也生长根子，稍许有点细，叶片灰绿叶圆裂，花朵黄色闪金光，其味辛辣有点苦，自身功效治寒瘤，并治喉蛾干腹水。"《宇妥本草》记载："毛茛生长沼泽地，叶片三尖花黄色，萌芽如同马蔺绳，味辛治疗未消化，也治寒症和虫症。"《四部医典》记载："毛茛生阳止腐痒，并能治疗黄水病。"

【品种分类】高原毛茛和棉毛茛。

【形态描述】

高原毛茛〔*Rannuculus tanguticus*（Maxim.）Ovcz.〕

多年生草本。茎直立或斜升，高可达30 cm，茎与叶柄均生短柔毛。基生叶多数，叶为三出复叶，基生叶和下部茎生叶具长柄；叶片宽卵形，小叶常二回细裂，末回裂片披针形或条形，小叶柄短或近无。花果期6—8月，花序常具较多花，单生于茎顶和分枝顶端；萼片5枚，椭圆形，黄绿色或黄色；花瓣5枚，黄色，倒卵形至长圆形，蜜槽点状；雄蕊10～25枚；心皮多数，无毛。聚合果长圆形；瘦果小而多，卵球形，较扁。图3-33为毛茛全草示意图。

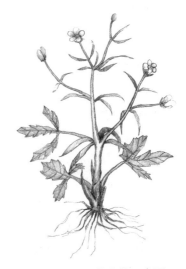

图3-33　毛茛全草示意图

棉毛茛（*Rannuculus membranaceus* Royle var. membranaceus）

多年生矮小草本。须根多数簇生，稍肉质；茎直立，有分枝，全株被银色柔毛。基生叶多数，叶片状披针形或线形，全缘，常内卷，质地较厚，背面毛较密，表面毛较疏或无，有时外层的叶呈卵形，顶端三齿裂，叶柄较短，基部扩大成膜质长鞘，衰老后纤维状残存；茎生叶有短柄至无柄，叶片3深裂，裂片线形。花果期6—9月，花单生于茎顶或分枝顶端，花冠密被白绢毛；萼片椭圆形，迟落或宿存；花瓣5枚，橙黄色，倒卵形，基部具爪；花药长圆形；花托肥厚。

聚合果长圆形，瘦果卵球形，稍扁。图3-34为棉毛茛全草示意图。

【地理分布】高原毛茛分布于西藏、青海、甘肃、云南、四川等地，棉毛茛分布于青海、西藏、四川等地；资源丰富。

【药物来源】毛茛科毛茛属植物高原毛茛和棉毛茛。

【入药部位】花或全草。

【采集炮制】6—7月采花或全草，晒干。

【化学成分】含萜类物质。

【性味功效】味辛，性温。具提升胃阳、收敛黄水之功效。治疗喉症、腹水、黄水病等。

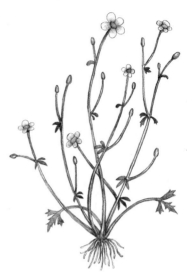

图3-34　棉毛茛全草示意图

木香

【异　　名】青木香、川木香、玄木香。

【品种考证】《四部医典》记载："青木香治培根热。"《药名之海》记载："青木香治两肋疼。"

【品种分类】川木香、玄木香。

【形态描述】

川木香［*Vladimiria souliei*（Franch）Ling.］

多年生草本。主根圆柱形，外皮褐色，少有分枝，几无茎。叶基生，呈莲座状平铺地面；叶片卵形或长圆状披针形，5～7羽状分裂，裂片卵状披针形，有细锯齿，两面均被伏毛，下面疏生蛛丝状毛和腺点。花果期7—9月，头状花序集生于枝顶；苞片有缺刻或齿裂，生于花序梗上，卵形至披针形；花紫色，管状花；雄蕊5枚，花药箭形，顶端有长尾；子房下位。瘦果扁平，具3棱，有宿存冠毛。

玄木香（*Aucklandia lappa* Decne.saussurea lappa C.B.Clarke）

又名总状青木香。多年生草本。主根圆锥形；茎直立，高达120 cm，分枝多，被稀疏柔毛。基生叶大型，具长柄叶片，三角状卵圆形，基部心形，顶端急尖，边缘线齿状；茎生叶较小，叶基下延抱茎。花果期7—9月，头状花序常2～3个集生茎顶或单一腋生；总苞片三角状披针形或条状披针形，顶端刺尖；花全部管状，紫色或紫红色，5裂；雄蕊5枚，聚药；子房下位，花柱伸出花冠外，柱头2裂。瘦果，线形。

【地理分布】分布于西藏、四川、云南等地，资源丰富。

【药物来源】菊科植物川木香、玄木香。

【入药部位】根。

【采集炮制】秋末挖取根，净制，长者可截断，晒干。

【化学成分】含有川木香内酯、去氢木香内酯、豆甾醇、胡萝卜苷、β-香树脂、乙酸羽扇豆醇酯、胆甾醇、木香烯、紫罗兰酮、氨基酸等物质。

【药理作用】

1. 木香能对抗组胺与乙酰胆碱对豚鼠离体气管的致痉作用；

2. 木香对小鼠离体小肠有轻度兴奋作用；

3. 木香水提液具有抗菌作用；

4. 低浓度的木香挥发油能不同程度地抑制豚鼠与兔离体心脏的活动。

【性味功效】味苦，辛，性温而平。具温中和胃、行气止痛之功效。治培根热症、两肋疼痛、风湿疼痛、高血压、肠鸣腹泻、腹胃胀满、食欲不振、胃溃疡等症。

秦艽

【异　　名】六叶龙胆、左拧根。

【品种考证】本品始见于《月王药诊》。《妙音本草》记载："大叶秦艽干疮湿。"《宇妥本草》记载："大叶秦艽生石崖，叶片状如驴耳朵，果实单生很细小，治疗一切疮伤痛。"《四部医典》记载："大叶秦艽消肿胀，治疗喉蛾干黄水。"《药名之海》记载："大叶秦艽消瘟肿。"

【品种分类】粗茎秦艽和达乌里秦艽。

【形态描述】

粗茎秦艽（*Gentiana crassicaulis* Duthie. ex Burk.）

多年生草本，高达40 cm，全株光滑，基部被枯存的纤维状叶鞘包裹。须根，扭结或黏结成一个粗大直根。茎少数丛生，粗壮，斜升，黄绿色。莲座丛叶卵状椭圆形，叶脉5~7条，在两面均明显，并在下面突起；茎生叶卵状椭圆形或卵状披针形，愈向茎上部叶愈大，柄愈短，至最上部叶密集呈苞叶状包被花序。花果期6—10月。花多数，无梗，在茎顶簇生呈头状，稀腋生成轮状；萼筒膜质，一侧开裂呈佛焰苞状，萼齿甚小；花冠筒部黄白色，冠檐蓝紫色或深蓝色，内面有斑点，壶形；雄蕊着生于冠筒中部，花丝

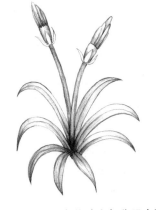

图3-35 粗茎秦艽地上部分示意图

线状钻形，花药狭矩圆形；子房无柄，狭椭圆形。蒴果内藏，椭圆形；种子红褐色，表面有细网纹。图3-35为粗茎秦艽地上部分示意图。

达乌里秦艽（Gentiana dahurica Fisch.）

多年生草本，高10～25 cm，全株光滑无毛，基部被枯存的纤维状叶鞘包裹；须根多数，拧成一个粗根；茎丛生，斜升，黄绿色或紫红色。莲座丛叶披针形，两端渐狭，脉明显，叶柄膜质；茎生叶少，较小，线形至线状披针形。花果期7—9月，聚伞花序顶生及腋生，排列成疏松的花序；花梗斜伸，不等长；花萼筒膜质，常为紫色；花冠深蓝色，喉部有一圈黄色斑点，漏斗形，裂片呈卵形；花丝线状钻形，花药矩圆形；子房无柄，披针形或线形，花柱线形，柱头2裂。蒴果无柄，狭椭圆形；种子淡褐色，长圆形表面有细网纹。图3-36为达乌里秦艽地上部分示意图。

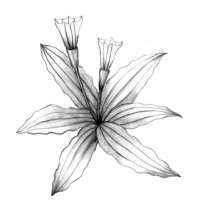

图3-36　达乌里秦艽地上部分示意图

【地理分布】分布于青海、西藏、四川、甘肃等地，资源较丰富。

【药物来源】龙胆科龙胆属植物粗茎秦艽和达乌里秦艽。

【入药部位】花和根。

【采集炮制】花期采花，晾干；秋季挖根，净制，晒干。

【化学成分】含有獐牙菜苦苷、龙胆苦苷、獐牙菜苷、落干酸等物质。

【药理作用】具有清热解毒、止咳祛痰、抗炎、调节免疫、抗溃疡等作用。

【性味功效】味苦，性温。具清热消炎之功效。治扁桃体炎、荨麻疹、炭疽、风湿性关节炎等。

青稞（*Hordeum vulgare* L.var.nudum Hook.f.）

【异　　名】裸大麦、元麦、米大麦。

【品种考证】《晶珠本草》记载："白青稞甘糙凉重，食后肠胃稍许鸣，大便隆增又滋补，治疗小便带油脂，赤巴培根和流感，咳嗽痰多气不顺。"

【品种分类】白青稞、黑青稞、红青稞、蓝青稞等。

【形态描述】

白青稞

一年生植物。秆直立，空心茎，由若干节和节间组成。叶鞘光滑，两侧具叶耳，互相抱茎；叶舌膜质。花果期6—7月，穗状花序，小穗颖线状披针形，被短毛，顶端呈芒状，外稃芒长；颖果成熟后易脱出稃体，白色。图3-37为青稞地上部分示意图。

黑青稞果实黑色，红青稞果实红色，蓝青稞果实蓝色，其形态与白青稞基本相同。

【地理分布】青藏高原广泛种植，四川、云南、甘肃等地也有种植；资源丰富。

【药物来源】禾本科大麦属植物青稞。

【入药部位】种子。

【采集炮制】果实成熟时收割，打碾，去净杂质，晒干。

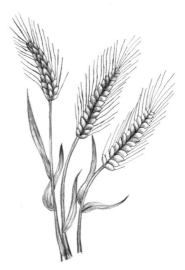

图3-37　青稞地上部分示意图

【化学成分】含蛋白质、淀粉、脂肪酸、维生素、脂肪酸、水溶性维生素、脂溶性维生素、多种氨基酸和微量元素等。

【药理作用】青稞具抗氧化和抑制脂质过氧化能力。

红青稞具有：

1.降血脂、防治糖尿病和预防结肠癌之辅助功效；

2.膳食纤维具有清肠通便作用；

3.支链淀粉加热后呈弱碱性，对胃酸过多有抑制作用；

4.含有的硒等微量元素具有抗癌作用。

【性味功效】味甘，性糙，凉，重。具开通下气、提高免疫力、壮阳之功效。白青稞治尿中下脂病、培根病、赤巴病等。

瑞香狼毒（*Stellera chamaejasme* L.）

【异　　名】狼毒。

【品种考证】本品始见于《月王药诊》。《妙音本草》记载："瑞香狼毒根捣碎，在酥油或酒中煎，绸子或纸过滤后，结合膀胱舌症状，内服治体腔寒隆，虫病培根滞聚病，泻聚等症从根除。"《度母本草》记载："瑞香狼毒叶厚润，植株丛生茎并列，花朵未开如小牙，花开白红有光泽，其味辛而其性糙，自身功效缓导剂。"《宇妥本草》记载："瑞香狼毒草滩生，叶片圆形茎柄细，长短一足或一肘，花朵白小数很多，其味辛糙缓导药，治泻疮症瘟疫病。"《四部医典》记载："瑞香狼毒治疖疮，并且清泻瘟疫症。"

【形态描述】多年生草本，高 15～30 cm。根粗壮，圆柱形，或膨大呈不规则的块状，单一或下部有分枝，外表黄棕色或红棕色。茎直立，丛生，细柱状，光滑，淡紫色，不分枝，茎部木质化。单叶互生，较密，茎部叶较小，向上渐大，长圆状披针形至椭圆状披针形，顶端渐尖，基部楔形，全缘，无毛；叶柄极短或无，叶脉羽状。花果期 7—8 月，头状花序顶生；花密集，长圆筒形，具明显的纵脉，先端 5 裂，裂齿狭三角形；花冠管筒状，顶端 5 裂，裂齿椭圆形，外面紫红色，内面白色，带紫红色网纹；雄蕊 10 枚，2 轮，着生于花被筒喉部或筒中部；子房单室，椭圆形，顶端被细柔毛，花柱短，柱头头状。果圆锥状。图 3-38 为瑞香狼毒地上部分示意图。

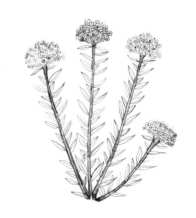

图 3-38　瑞香狼毒地上部分示意图

【地理分布】分布于西藏、青海、甘肃及四川等地，资源丰富。

【药物来源】瑞香科瑞香属植物瑞香狼毒。

【入药部位】根。

【采集炮制】9—10 月挖根，洗净切片，醋浸数日，取出晒干。

【化学成分】胡拉毒素、河朔荛花素、新瑞香素、白桦酸等萜类化合物；狼毒素、异狼毒素、瑞香狼毒素 A、瑞香狼毒素、狼毒色原酮衍生物、表枇杷素、芫花醇甲等黄酮类化合物；伞形花内酯、瑞香内酯、东莨菪素、牛防风素、异佛手柑内酯、茴芹香豆素、西瑞香素等香豆素类化合物；松脂醇、罗汉松树脂醇、松树脂醇二甲醚、松脂醇单甲醚、拉帕酚 F、牛蒡苷等木脂素类；甾醇、挥发油、氨基酸、有机酸、蔗糖、树脂等。

【药理作用】

1.抗肿瘤作用；

2.抗菌、抗病毒作用；

3.镇痛作用；

4.杀虫作用；

5.抗惊厥作用；

6.提升免疫力作用。

【性味功效】味辛，苦，性凉。具清热泄毒、消肿生肌之功效。内服治瘟疫病、愈溃疡等。外用治疖疮、消肿、各种顽癣等。

射干 ［*Belamcanda chinensis*（**L.**）**DC.**］

【异　　名】乌扇、黄远、夜干、乌吹、草姜、鬼扇。

【形态描述】多年生草本，高可达120 cm。根状茎横走，略呈结节状，外皮鲜黄色，生多数须根；茎直立，下部生叶。叶2列互生，嵌叠状排列，宽剑形，扁平，绿色，常带白粉，基部抱茎，叶脉平行。花期7—9月，聚伞花序伞房状顶生，花梗及花序的分枝处均包有膜质的苞片，苞片披针形或卵圆形；花橙红色，花被6片，椭圆形，散生紫褐色的斑点，基部合生成短筒；雄蕊3枚，着生于外花被裂片的基部，花药条形，花丝近圆柱形；子房下位，3室；花柱上部稍扁，顶端3裂，裂片边缘略向外卷，有细而短的毛。果期8—9月，蒴果倒卵圆球形，黄绿色，有3纵棱，成熟时室背开裂；种子圆球形，黑紫色，有光泽。图3-39为射干全草示意图。

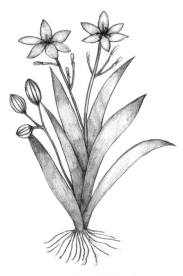

图3-39　射干全草示意图

【地理分布】分布于全国各地，资源丰富。

【药物来源】鸢尾科射干属植物射干。

【入药部位】根状茎。

【采集炮制】夏秋季节采挖，净制，晒干。

【化学成分】含鸢尾苷、野鸢尾苷、野鸢尾苷元、鸢尾异黄酮、鸢尾苷元、白射干素、射干甲素、射干乙素等异酮及其糖苷类；异丹叶大黄素、白藜芦醇及射干丙素等二苯乙烯类化合物；二环三萜及其脂肪酸酯、苯丙酮及其糖苷类等化合物。

【药理作用】

1.抗菌、抗病毒作用；

2.抗氧化和清除自由基作用；

3.抗肿瘤作用。

【性味功效】味甘，苦，辛，性平。具祛虫、开胃之功效。治虫病。

鼠尾草

【品种分类】甘西鼠尾草和黄花鼠尾草

甘西鼠尾草（*Salvia przewalskii* Maxim.）

【品种考证】《四部医典》记载："甘西鼠尾治口病，并治齿病肝热病。"

【形态描述】多年生草本，可达高80 cm。根粗大，外皮紫褐色。茎直立，多分枝，丛生。叶基生与茎生，叶片三角状或卵状，被微柔毛。花果期7—8月，轮伞花序2～4朵花，组成总状花序；苞片卵状披针形或长圆形；花萼钏形，外被头状腺毛，二唇形，上唇具3小齿，下唇具2齿，先端尖；花冠蓝紫色，外被柔毛，冠筒内面基部有毛环，基部窄，向上渐宽，喉部二唇形，上唇全缘，下唇3裂，中裂片倒卵形；雄蕊2枚。小坚果倒卵形。图3-40为鼠尾草地上部分示意图。

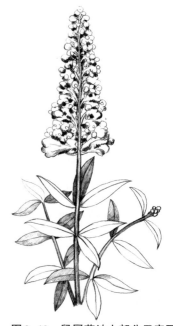

图3-40　鼠尾草地上部分示意图

【地理分布】分布于西藏、青海、四川、甘肃、云南等地，资源丰富。

【药物来源】唇形科鼠尾草属植物甘西鼠尾草。

【入药部位】全草或根。

【采集炮制】盛花期采集全草，净制，晾干。

【化学成分】丹参酮II-A、隐丹参酮、丹参新醌等二萜醌类化合物，紫丹参甲素、齐墩果酸等化学成分。

【药理作用】

1.抗微生物活性。

2.抗自由基及抗氧化作用。

3.可增加冠状动脉流量，降低心肌兴奋性，对心肌缺血缺氧所致心肌损伤具有保护作用。

4.具有改善微循环、抗血小板聚集和血栓形成作用。

5.抗炎作用。

【性味功效】味辛，性寒。具清肝利胆、活血化瘀之功效。主治黄疸肝炎、眼翳、口腔溃疡、痛经、冠心病及心绞痛等症。

黄花鼠尾草［*Salvia nipponica* Miq.var.formosana（Hayata）Kudo］

【形态描述】一年生或两年生草本，高可达 60 cm，全株被腺毛。根圆锥状。茎直立，四棱形，被腺毛和柔毛。叶对生，叶片戟形或三角状卵圆形，顶端渐尖，基部心形或平截，边缘浅波状，两面被伏腺毛和腺点。花期 6—7 月，总状花序，生于茎顶和侧枝顶端，组成圆锥花序；花序具 4 花，具短柄；花萼钟状，二唇形；花冠黄色，二唇形，冠管比萼管稍长，内面有一圈长柔毛，上唇盔状，下唇 3 浅裂，中裂片阔倒卵形，侧裂片耳状；雄蕊 2 枚，着生于花冠下唇喉部；子房卵形，花柱中部弯曲，柱头 2 裂。果期 7 月，小坚果阔倒卵形，褐色或黄褐色。

【地理分布】分布于青海、西藏、甘肃、四川、云南等地，资源较丰富。

【入药部位】全草。

【采集炮制】盛花期采集全草，净制，晾干。

【化学成分】丹参酮 IA、丹参酮 I、丹参酸甲酯、丹参醛、去甲丹参酮、隐丹参酮、二氢丹参酮、羟基丹参酮、紫丹参乙素、丹参新醌甲、丹参新醌乙等。

【药理作用】同甘西鼠尾草。

【性味功效】味苦，辛，性寒。具止血、消炎、止痛之功效。主治肝炎、肺炎、肺结核、咯血、风火牙痛、心血管疾病等。

唐古特雪莲（*Saussurea tangutica* Maxim.）

【异　　名】东方凤毛菊、血莲、东方雪莲花。

【形态描述】多年生草本，高 10～30 cm，根颈密被褐色枯存叶柄。茎直立，单生，淡紫色，具细条棱，被稀疏的白色长柔毛。基生叶有叶柄，叶长圆形，顶端急尖，边缘有细锯齿，两面有腺毛。茎生叶叶柄短，椭圆形或长圆形，淡紫色，半抱茎并下延成短翅；最上部的茎生叶呈苞叶状，膜质，紫红色，心状卵形，顶端钝圆，边缘有细尖锯齿，两面有粗毛和腺毛。花果期 7—9 月，头状花序，无小花梗，聚生茎顶，外被苞叶；总苞钟状，4 层，黑紫色，线状披针形，被白色长柔毛；花全部管状，两性，蓝紫色，管部与檐部等长，花药黄色，花柱上端有节。瘦

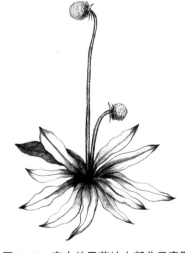

图 3-41　唐古特雪莲地上部分示意图

果长圆形，紫褐色，有棱，幼时被粗毛。图3-41为唐古特雪莲地上部分示意图。

【地理分布】分布于青海、西藏、甘肃、四川等地，资源较丰富。

【药物来源】菊科风毛菊属植物唐古特雪莲。

【入药部位】全草。

【采集炮制】7—8月采集全草，净制，晾干。

【化学成分】含有内酯、黄酮、甾醇、生物碱、挥发油及多糖等成分。

【药理作用】具有抗炎、抑制前列腺素合成、抗风湿病和镇痛作用。

【性味功效】味苦，性凉。具清热解毒、清湿热、利尿之功效。治瘟病时疫、痹症、血热病、肠绞痛、流行性感冒、风湿关节痛等症。

桃儿七 [*Sinopodophyllumhexandrum* (Poyle.) Ying.]

【异　　名】鬼臼、鸡素苔、铜筷子、小叶莲、鬼打死。

【品种考证】《四部医典》记载："桃儿七籽治肺病，并且能够引吐痰。"《如意宝树》记载："桃儿七亦治肺病。"《现证了悟》记载："鬼臼治疗子宫病，生在河川森林中，根子坚硬有疙瘩，细长枝根上百条，叶如羌活很美丽，叶片大而叶茎长，红花小而很美丽，果如公牛之睾丸，成熟之后如血囊，种子红紫马蔺籽，根味苦辛叶苦涩，种子甘甜治血病，并且清泻子宫病，催生下胎通血闭，外治顽癣皮肤病，用量过度生水泡。"

【形态描述】多年生草本，高20～50 cm。根状茎粗壮，节状，横走，多须根。茎直立，单生，具纵棱，无毛，基部被褐色大鳞片，上部具2～3叶；叶心形，3～5深裂，裂片又2～3中裂，裂片先端急尖或渐尖，上面无毛，背面被柔毛，边缘具粗锯齿；叶柄具纵棱，无毛。花期5—6月，花大，单生，先叶开放，两性，粉红色；萼片早落，花瓣6枚，倒卵形，粉红色；雄蕊6枚，花丝较花药稍短，花药线形；花柱短，柱头头状；子房单室，椭圆形，侧膜胎座，含多数胚珠。果期7—9月，浆果卵圆形，红色；种子卵状三角形，红褐色。图3-42为桃儿七地上部分示意图。

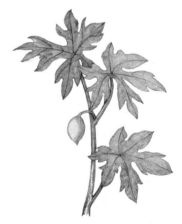

图3-42　桃儿七地上部分示意图

【地理分布】分布于青海、西藏、云南、四川、甘肃、陕西等地，资源较丰富。

【药物来源】小檗科桃儿七属植物桃儿七。

【入药部位】根茎和果实。

【采集炮制】7—8月采收浆果，晒干；8—10月挖根茎及根，切段，晒干。

【化学成分】果实中含有鬼臼毒素、去氧鬼臼毒素、4-去甲去氧鬼臼毒素、8-异戊烯基山奈酚、柠檬酚、β-谷甾醇。根及根茎含有圆曲鬼臼毒素、去甲鬼臼毒素、鬼臼苦素、去氢鬼臼毒素、鬼臼毒酮、去氧弊襄毫鬼臼毒素、异鬼臼苦酮、4-去甲鬼臼毒酮、山荷叶素等木脂素类，燕檞皮素和山奈酚等黄酮及其苷类，皂苷、多糖及鞣质等成分。

【药理作用】具有抗肿瘤、止咳祛痰及抗免疫作用。

【性味功效】果实味甘，性平，无毒。具调经和血之功效。治妇女血瘀症、胎盘不下、闭经、腰痛，并能安胎。

根与根茎味苦，微辛，性平，有小毒。具和血止血、解毒消肿之功效。治腰腿疼痛、咳喘、黄水病、皮肤病、心胃痛、跌打损伤等。

天南星

【异　　名】南星、半夏、山苞米、蛇包谷、山棒子。

【品种考证】《宇妥本草》记载："南星生林间旱地，叶淡蓝如草玉梅，花如铃铛口朝上，茎柄圆形长一肘，果实淡黄如同堆，根子块状其味辛，其性粗糙杀诸虫，能除骨刺骨结疤。"《四部医典》记载："天南星根杀诸虫，并且去除骨结疤。"《图鉴》记载："天南星分为两种，山生名为天南星，田生之名称半夏，叶片皆油润而厚，花朵白色有光泽，果实如同珊瑚堆，其味辛辣而性温，自身功效治虫病，消肿治疖去死肌。"

【品种分类】半夏和一把伞天南星。

【形态描述】本品为天南星科植物。

半夏 ［*Pinellia ternata*（Thunb.）Breit.］

块茎圆球形，直径1~2 cm，具须根。叶少数，基生，心状或椭圆形；叶柄基部具鞘，鞘内有珠芽。花期5—7月，花葶下部筒状；肉穗花序下部雌花部分贴生于佛焰苞，佛焰苞绿色或绿白色，管部狭圆柱形；雌花序短，雄花序长；子房具短而明显的花柱；花药2室，药室直缝开裂。浆果卵形，8月成熟，黄绿色。图3-43为半夏全草示意图。

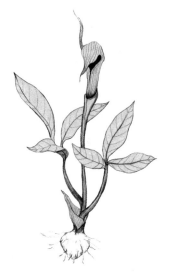

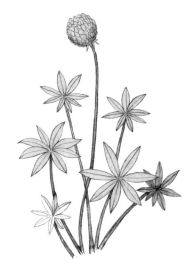

图 3-43　半夏全草示意图　　　　图 3-44　一把伞天南星地上部分示意图

一把伞天南星［*Arisaema erubescens*（Wall.）Schott.］

多年生草本。块茎扁球形，表皮黄色或淡红紫色。鳞叶下部管状，上部披针形，有紫褐色斑块；叶片放射状分裂，裂片无定数，披针形，先端长渐尖。花期5—7月，花单性，雌雄异株，无花被，肉穗花序由叶柄鞘抽出，花序梗短于叶柄，具褐色斑纹；佛焰苞绿色、绿紫色或深紫色，背面有白条纹，基部管状，至喉部稍膨大，展开部分外卷；肉穗花序单性，先端有棒状附属器，花密，上部常有少数中性花；雄蕊2～4枚，花丝愈合成短柄；雌花序下部常具中性花，子房圆形，无花柱。果期9月，浆果红色，多数组成长圆柱形果序；种子1～2枚，球形，淡褐色。图3-44为一把伞天南星地上部分示意图。

【地理分布】分布于青藏高原各地区，资源较丰富。

【药物来源】天南星科天南星属植物半夏和一把伞天南星。

【入药部位】块茎。

【采集炮制】秋季采挖块茎，刮去外皮或用筐撞去外皮，个大者切片，晒干或烘干。

【化学成分】主要含有原儿茶醛、姜赖烯酮、黄芩苷、黄芩苷元、姜赖醇、麻黄碱、苷类、酚类、甾类、氨基酸、挥发油、内酯类、有机酸等。

【药理作用】

1.镇咳祛痰作用；

2.镇吐、催吐作用；

3.抗溃疡作用；

4.抗心律失常作用；

5.抗凝血作用；

6.镇静催眠作用；

7.抗肿瘤作用；

8.抗早孕等作用。

【性味功效】味苦，辛，性温，有毒。具燥湿化痰、祛风止痉、散结消肿之功效。治顽痰咳嗽、胸膈胀闷、眩晕中风、口眼歪斜、癫痫及破伤风等，外用治痈肿及蛇虫咬伤。

土木香

【异　　名】青木香、祁木香、藏木香，西青、西奈吉（藏语）。

【品种考证】本品始见于《月王药诊》。《晶珠本草》记载："本品种类很多。'码奴'系来自印地语，藏语中称为意昂、西青、西奈吉、西吉吾等。"《妙音本草》记载："藏木香根白而硬，叶片如黄帚囊吾。藏木香和悬钩木，再加生姜煎汤服，功效治疗培根病；藏木香宽筋藤汤，治疗隆培根并病。"《度母本草》记载："藏木香分为四种，青木香和徐苏尔，达干玛努赛玛努，藏木香如是四种。所说总状青木香，栽培在花园之中，叶如黄帚囊吾叶，花朵黄色像囊吾，根白坚硬如姜黄，四种木香哪一种，宽筋藤和悬钩木，再加干姜熬汤服，治疗培根隆疫病。"《宇妥本草》记载："藏木香和头花蓼，生在潮湿青草地，形态稍如珠芽蓼，叶片油润铺地面，花朵白色如帽缨，茎柄纤细而端正，长短一拒或六指，种子光滑三角形，其味甘而治疫疠。"《四部医典》记载："藏木香清隆血热。"《药名之海》记载："藏木香清培根热。"

【品种分类】土木香和藏木香。

【形态描述】

藏木香（*Inula racemosa* Hook.f. I. Helenium L.）

多年生高大草本，全株被毛。根圆锥形，多须根；茎直立，有纵沟纹。基生叶丛生，具长柄，叶片大，先端渐窄，边缘有锯齿；茎生叶较小，近无柄，叶片长圆形，上部叶基部抱茎。花果期6—9月，头状花序大，排成总状；总苞片4～5层，外层苞片叶质，通常外曲，被绒毛，内层苞片膜质，线形，具锐尖头；边花舌状，黄色，雌性，舌片顶端3齿裂；中央花管状，两性，5齿裂；聚药雄蕊5

枚，柱头2裂。瘦果，冠毛浅黄色，呈放射状。图3-45为藏木香地上部分示意图。

土木香（*Inula helenium* L.）

形态似藏木香，不同点为：土木香花序伞房状排列；花期6—7月，果期7—9月。

【地理分布】分布于西藏、四川、甘肃、陕西等地，资源较丰富。

【药物来源】菊科植物。

【入药部位】根。

【采集炮制】春初或秋季挖根，去净残茎及泥土，晒干或切片。

【化学成分】土木香根含土木香内酯、异土木香内酯、藏木香内酯、β-榄香烯、香橙烯、肉豆蔻醚、芳樟醇、α-松油醇、大茴香醚、牻

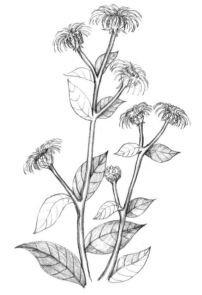

图3-45 藏木香地上部分示意图

牛儿醇异丁酯、β-佛手柑油烯、β-紫罗兰酮、土木香烯、α-姜黄烯、α-愈创木烯、异枯赛宁酸等挥发油类，豆甾醇、β-谷甾醇、氨基酸等成分。

【药理作用】

1.驱虫作用；

2.抗菌作用；

3.抑制血糖作用；

4.低浓度能兴奋心脏，而高浓度则抑制心脏。

【性味功效】味甘，苦，辛，性平。具清血热、祛风之功效。治风热症、血热症等。

兔耳草

【异　　名】黄连、胡连、西藏胡黄连。

【品种考证】本品始见于《月王药诊》。《妙音本草》记载："兔耳草生高石山，叶片如老人胸骨，果穗如老狼尾巴，功效治疫疠新症，配伍佐药不畏水，配伍黄牛奶酥油，吃后对眼有益处。"《度母本草》记载："兔耳草和翼首草，蒺藜灰和白蜂蜜，配伍调服治诸病，配伍他药治他病，配伍银灰外涂敷，治疗马牛脊梁破，其他功效难想象。"《宇妥本草》记载："兔耳草生石草界，叶片厚光缘锯齿，花朵状如青稞花，茎柄紫色圆柱状，长短一卡或六指，根子状如雪鸡粪，气

味无味味甚苦，干涸瘀血清脏热，并且治疗紊乱热。"《四部医典》记载："兔耳草干涸瘀血，治疗脏热紊乱热。"

【品种分类】胡黄连和全缘兔耳草。

【形态描述】

胡黄连（*Picrorhiza scrophulariiflora* Pennell.）

多年生草本，高 10～20 cm。根状茎圆柱形，稍带木质，灰褐色，上端密被残存老叶，节具须根。叶基生成莲座状，叶片匙形至卵形，基部渐狭成短柄，边缘具锯齿，叶脉紫红色。花期 7—8 月，穗状花序下有少数苞片，苞片长圆形或披针形，深紫色；花萼裂 5 片，披针形，有棕色腺毛；花冠短于花萼，外面被短毛，二唇形，上唇略向前弯作盔状，顶端微凹，下唇 3 裂片，长约上唇之半；雄蕊 4 枚，花丝无毛，伸出花冠；子房 2 室，花柱细长，柱头单一。果期 8—9 月，蒴果长卵形；种子长圆形，多数，种皮有网眼。

全缘兔耳草（*Lagotis integra* W.W. Smith.）

多年生矮小草本，高 5～8 cm。根多数，条形，簇生；肉质根状茎横走，肥厚，黄色。基生叶 3～6 片，具长柄，翅宽，基部扩大成鞘状，叶片卵形至卵状披针形，先端圆钝，基部宽楔形边缘具圆齿；茎生叶近无柄，较基生叶小得多。花果期 6—8 月，穗状花序卵球状；苞片倒卵形至卵状披针形，纸质；花萼大，佛焰苞状，披针形，薄膜质，边缘有细缘毛；花冠蓝紫色，长圆形，先端微凹或平截；雄蕊 2 枚，伸出花冠外，花丝极短；花柱内藏，柱头小，头状。蒴果椭圆形，黑色；种子 1～2 枚。

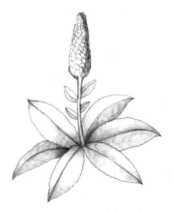

图 3-46　兔耳草地上部分示意图

图 3-46 为兔耳草地上部分示意图。

【地理分布】分布于西藏、青海、甘肃、四川等地，资源丰富。

【药物来源】玄参科胡黄连属植物胡黄连和兔耳草属植物全缘兔耳草。

【入药部位】全草或根状茎。

【采集炮制】盛花期采挖全草或采带根状茎的全草，去净枯叶、杂质，就近以流水洗净泥土，晒干。

【化学成分】含胡黄连苦苷、桃叶珊瑚苷 、梓醇、盾叶夹竹桃苷、香草酸、桂皮酸、阿魏酸及甘露醇等成分。

【药理作用】

1.抗炎作用；

2.对大鼠胃溃疡有治疗作用；

3.镇静作用；

4.平喘作用；

5.抗微生物作用。

【性味功效】味苦，性凉。具干涸瘀血、清热解毒之功效。治血胆热症、五脏热症、中毒症、绞痛刺痛、疔毒等。

豌豆（*Pisum sativum* L.）

【品种考证】《蓝琉璃》记载："掐破孜孜当做马马古加，似马先蒿、列当、豌豆花等等不同的认识，但豌豆花确是具有掐破孜孜应有的止血作用。"《甘露本草明镜》记载："掐破孜孜每年种植的一年生攀援草本，各部光滑无毛，根细而具须根，茎草绿色而细长，叶双数，对生，薄而滑，无柄，椭圆形，全缘。花紫色。荚果草绿色，老时变为淡黄色，内有二至十个黑色种子。"

【形态描述】一年生攀援草本，高可达 2 m。羽状复叶，互生，叶轴末端有羽状分枝的卷须，托叶卵形，叶状，常大于小叶，基部耳状，包围叶柄或茎，边缘下部有细齿，小叶 2～6 枚，阔椭圆形或矩形，全缘。花柄自叶腋抽出，较叶柄为短，花 1～3 朵，白色或紫色；萼钟形，5 裂，裂片披针形；花冠蝶形，旗瓣圆形，翼瓣与龙骨瓣贴生；雄蕊 10 枚，成 9 与 1 两束；花柱扁平，顶端扩大，内侧具毛。荚果长椭圆形，种子 2～10 粒。花期 6～7 月。图 3-47 为豌豆地上部分示意图。

【地理分布】西藏各地均有种植。

【药物来源】豆科豌豆属植物豌豆。

【入药部位】花及种子。

【采集炮制】6—7 月采花，晾干；8—9 月荚果成熟时，采荚果晒干，取出种子。

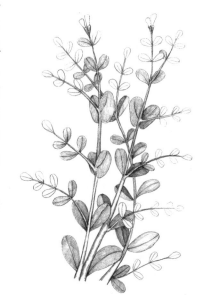

图 3-47　豌豆地上部分示意图

【化学成分】种子含植物凝染素、豆球蛋白、豆清蛋白等植物蛋白，氨基酸，维生素，卵磷脂，糖类，脂肪酸以及胺类化合物。

【性味功效】豌豆花具活血调经、益肾、止血之功效。主治肾病、月经过多、诸出血症等。种子具解毒、降脂之功效。主治中毒引起的六腑疾病及痘疮。

乌奴龙胆（冈嘎琼）（*Gentiana umula* H.Smith）

【异　　名】乌双龙胆、冈嘎穷。

【品种考证】《度母本草》记载："加参冈嘎琼四角八面顶端尖，茎顶开花似房屋重顶。"《蓝琉璃》记载："冈嘎琼生长在山岩之中，四角八面状如宝塔，花如倒钟，根如筋而蓬松凌乱。"《千万舍利》记载："生长在雪线附近，四角八面像宝塔；顶端花似绿绒蒿。"

【形态描述】多年生草本，高4～6 cm，具发达的匍匐茎。根多数，略肉质，淡黄色；茎多数，稀疏丛生，低矮。叶密集，覆瓦状排列，基部及中下部为枯叶，上部为绿色或带淡紫色新叶，扇状截形，先端截形，中央凹陷，中脉在下面呈脊状凸起；叶柄白色膜质。花单生，稀2～3朵簇生茎顶，基部包于上部叶丛中；无花梗；花萼筒膜质，裂片5枚，裂片绿色或紫红色；花冠淡紫红色，具蓝灰色条纹，壶形或钟形，裂片短，宽卵圆形，边缘具不整齐细齿；雄蕊整齐，花丝钻形。蒴果卵状披针形，果柄细长；种子褐色，表面具蜂窝状网隙。花果期8—10月。

【地理分布】分布于西藏、青海、甘肃等地，资源较丰富。

【药物来源】龙胆科龙胆属乌奴龙胆。

【入药部位】全草。

【采集炮制】花期采全草，阴干。

【化学成分】含乌奴龙胆苷类成分。

【性味功效】味苦，性凉。具清热解毒、止泻之功效。主治中毒性发热、流行性感冒、胃肠溃疡、热性腹泻等。

乌头

【异　　名】白乌头、川乌头、唐古特乌头、船盔乌头。

【品种考证】本品始见于《月王药诊》。《四部医典》记载："甘青乌头治疫疠，并且解毒清胆热。"《药名之海》记载："甘青乌头治疫疠，红乌头清热解毒，黄乌头与此同效。"《图鉴》记载："乌头分白黑红黄，白红黄三种为药，黑乌头以毒为药。"

【品种分类】白乌头、黑乌头、红乌头、黄乌头四种。

白乌头又分为甘青乌头（*Aconitum tanguticum* Maxim. Stapf）和船盔乌头

［*Aconitum naviculare*（Bruhl.）Stapf］。

黑乌头又分为高乌头（*Aconitum sinomontanum* Nakai）、铁棒槌（*Aconitum pendulum* Busch）和松潘乌头（*Aconitum sungpanense* Hand.-Mazz）等。

红乌头又分为褐紫乌头（*Aconitum brunneum* Hand.-Mazz）、毛盔马先蒿（*Pedicularis trichoglossa* Hook）和密花翠雀（*Delphinium densiflorum* Duthit ex Huth）等。

黄乌头又分为拉都赛波（*Trollius ranunculoides* Hemsl.）。

【品种考证】始见于《月王药诊》。《宇妥本草》记载："黑乌头生在田边，叶片绿黑茎柄黑，根成块状花蓝色，其味苦而其性凉，治疗一切瘟疫症。"

【形态描述】（仅对高乌头予以描述）多年生草本，具直根。茎生4～6叶。基生叶具长柄；叶片3深裂，中央裂片菱形，渐尖。总状花序，长30～50 cm，密被反曲的柔毛；小苞片生于花梗中部或上部，萼片5枚，蓝紫色，上萼片圆筒状。图3-48为黑乌头地上部分示意图。

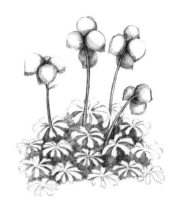

图3-48　黑乌头地上部分示意图

【地理分布】分布于青海、西藏、甘肃等地，资源较丰富。

【药物来源】毛茛科植物。

【入药部位】全草。

【采集炮制】开花期采集全草，去净枯叶、泥土，稍搓揉，晾干。

【化学成分】高乌头含有冉乌头型的C18-二萜生物碱（高乌宁己）、牛扁碱型C19二萜生物碱（高乌宁壬）、高乌甲素及黄酮类成分。

【药理作用】

1.抗菌、抗病毒作用；

2.促进心肌兴奋作用；

3.抗肿瘤作用；

4.镇痛、抗炎作用。

【性味功效】味苦，性凉，有毒。具清热解毒、祛风除湿、消肿止痛之功效。治跌打损伤、关节刺痛、风湿、劳伤、肢体麻木、胃痛等症。

香薷

【异　　名】毛穗香薷、黄花香薷。

【品种考证】本品始见于《月王药诊》。《妙音本草》记载："香薷叶片如扇子，果如青金石神树，其味涩而略带苦，藏地田间有生长，煮菜吃时治培根，罨敷疮伤能止血，贴敷牙上能杀虫。"《度母本草》记载："香薷生长在田间，叶片形状如扇子，果如青金石神树，其味涩而稍许辛，自身功效治培根。"《四部医典》记载："香薷防疮伤虫蝇，并治虫病和痔疮。"《药名之海》记载："香薷功效治虫病。"《珍宝图鉴》记载："香薷生长在田边，水边平滩也生长，叶片状如雌鹿耳，茎干方形并有节，节上分枝向外伸，花穗状如虎豹尾，花色分为蓝紫黄，其味芳香如香王，涂在肉上防虫蝇，并治肛虫胃脘虫，夏天敷疮防虫蝇。"

【品种分类】高原香薷、密花香薷、萼果香薷、黄花香薷等。

【形态描述】

高原香薷（*Elsholtzia feddei* Levl.）

一年生细小草本，高3～20 cm。根纤细；茎自基部分枝，被短柔毛。叶对生，叶片卵形或椭圆状披针形，顶端渐尖，基部楔形，边缘具圆齿，上面绿色，下面带紫色，两面被毛；叶柄扁平，被短柔毛。花果期7—8月，穗状花序，生于枝顶端，偏向一侧，由数花组成轮伞花序；苞片圆形或扇形，先端具芒尖，外面被柔毛，脉明显凸起；花萼筒状，果期膨大，外面被短柔毛，萼齿5枚，前2齿较长，先端刺芒状；花冠紫红色，外被柔毛及稀疏的腺点，冠筒向上渐扩大，冠檐二唇形；雄蕊4枚，前对长，花丝无毛；花盘指状膨大，花柱纤细，伸出，柱头2裂；小坚果4枚，长圆形，棕色。图3-49为香薷地上部分示意图。

密花香薷（*Elsholtzia densa* Benth.）

一年生草本，高20～60 cm。密生须根；茎直立或倾斜，多分枝，红紫色，四棱形，被柔毛。叶具柄，长圆状披针形至椭圆形，边缘具钝锯齿，两面均被短柔毛，背面具黄褐色油点。花果期7—9月，穗状花序顶生，圆柱状，由密集的轮伞花序组成，淡紫色或粉红色；苞片椭圆形。

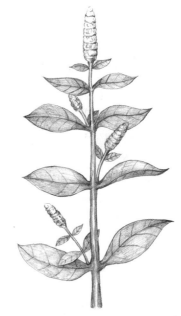

图3-49　高原香薷地上部示意图

被具节长柔毛；花萼钟形，5齿裂，具柔毛；花冠小，淡紫色，4裂，具柔毛；雄蕊4枚，前对较长，花药近圆形。小坚果长椭圆形，暗褐色，被极细微柔毛，顶端具小疣突起。

萼果香薷 [*Elsholtzia densa* var. calycocarpa（Diels）C.Y.Wu]

一年生草本，高10～50 cm，全株有香气。茎直立或倾斜，四棱形，被柔毛。叶对生，具柄，叶片椭圆形至披针形，边缘有锯齿，基部渐狭，两面均被短柔毛，下面具黄褐色油点。花期7—10月，穗状花序顶生，圆柱状；花小，淡紫红色；苞片椭圆形；萼钟形，5齿裂，具柔毛；花冠4裂，具柔毛；雄蕊4枚，其中2枚突出；小坚果长椭圆形。

黄花香薷 [*Elsholtzia eriostachya*（Benth.）Benth.]

一年生草本，高15～40 cm。茎直立，分枝或不分枝，四棱形，被白色柔毛。叶对生，长圆形或卵状长圆形，边缘有锯齿或锯齿状圆齿，两面被柔毛；叶柄短，密被小柔毛。花果期7—8月，轮伞花序多花；苞片宽卵圆形，外被疏柔毛；花萼钟状，外密长柔毛，萼齿5裂，具缘毛；花冠黄色，外面有毛，4裂；雄蕊4枚，前对稍短，内藏，花丝无毛，花药卵圆形；子房4裂，花柱内藏，柱头2浅裂。果期8—9月，小坚果椭圆形，褐色。

【地理分布】高原香薷分布于青海、西藏、四川、甘肃、陕西等地，密花香薷分布于青海、四川、西藏、甘肃、云南等地，萼果香薷分布于青海、甘肃、四川等地，黄花香薷分布于青藏高原各地区；资源较丰富。

【药物来源】唇形科香薷属植物。

【入药部位】地上部分。

【采集炮制】开花期采集枝、叶和花序，晾干，切段。

【化学成分】高原香薷主要含有α-石竹烯、D-柠檬烯、薄荷-8-烯等萜类化合物。

密花香薷含有甲氧基呋喃香豆素、3,4-二羟基肉桂酸、芸香糖苷、槲皮素糖苷、山奈素糖苷、大根香叶烯、D-柠檬烯、α-石竹烯等化合物。

萼果香薷含有甲氧基呋喃香豆素、甲氧基呋喃黄酮、香薷酮、香橙烯、蛇麻烯、百里香酚、α-侧柏烯、α-松油烯、α-柠檬烯、蒎烯、蛇麻烯等。

黄花香薷含有香薷酮、樟脑烯、β-蒎烯、桂叶烯、α-油松烯、对聚伞花素、α-柠檬烯、α-蒎烯、百里香酚、薄荷香酮、紫苏醛、紫苏醇、木樨草素糖苷、槲皮素糖苷、桑色素糖苷、异樱花素糖苷、刺槐素糖苷以及木脂素成分。

【药理作用】

1.抗病毒作用；

2.抑菌作用；

3.挥发油对动物的离体回肠自发性收缩有抑制作用。

【性味功效】味苦，辛，性凉。具消炎生肌、止血止痒、去腐生新之功效。治培根病、虫病、胃病、梅毒性鼻炎、喉炎、疮疡、疮疖痈肿、皮肤瘙痒等。

雪莲

【异　　名】大苞雪莲、荷莲、优钵罗花。

【品种考证】《度母本草》记载："所说水母雪莲花，根和叶茎比较大，外表被有短棉毛，状如秃鹫落地上，其味苦而其性凉，治疗疔毒如甘露，任何疔毒都能治，独味煎汤内服时，浴洗肿胀危转安。"《四部医典》记载："水母雪莲治头疮，疔毒恶肿都能治。"《如意宝树》记载："水母雪莲治头疮，并且能够止热疼。"

【品种分类】水母雪莲花、绵头雪莲花和黑毛雪莲花三种。

【形态描述】

水母雪莲花（*Saussurea medusa* Maxim.）

多年生草本，高15～25 cm，全株密被白色棉毛。根细长，表皮黄褐色；茎直立，短而粗壮，分枝，基部有残存的叶柄。叶螺旋状着生，叶片椭圆形，先端渐尖，基部渐狭延长成鞘状叶柄，边缘条裂，两面均密被白色棉毛，叶脉掌状，背面凸起；上部叶成菱形、披针形，羽状浅裂。花期7—8月，头状花序生于茎顶，密集呈球状；总苞筒状，多列，膜质，线状长圆形，黑紫色；花管状，蓝紫色；冠毛2层，外层粗毛状，内层羽毛状。果期8—9月，瘦果线状披针形。图3-50为雪莲地上部分示意图。

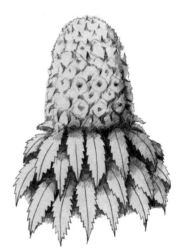

图3-50　雪莲地上部分示意图

绵头雪莲花〔*Saussurea laniceps*（Hand.）Mazz.〕

多年生矮小草本，高10～30 cm，呈圆锥棒状，全体密被白色棉毛，呈棉花状。根细长，柱状圆锥形；茎粗壮，直立，不分枝，下部细，有宿存残留叶基，上部膨大，被密集的叶和花所覆盖。叶互生，密集，无柄，叶片条形或狭倒卵形，边缘羽裂或具粗齿，背面密被白色长棉毛。花期6—7月，头状花序多数，在茎上部排成椭圆形穗状；总苞片窄长倒披针形，外层有白色密绵毛，内层有黑褐色长毛；管状花，花冠直立，裂片与花冠管等长，披针形。瘦果扁平，棕色。

黑毛雪莲花（*Saussurea hypsipeta* Diels.）

多年生草本，高5～15 cm。根状茎细长，有分枝，被褐色枯叶柄；茎直立，被白色或淡褐色棉毛。叶狭倒披针形或狭匙形，先端急尖，边缘羽状浅裂，两面被白色或淡黄色绒毛；叶柄与叶片近等长，扁平；茎最上部叶线状披针形，被黑色或褐色长柔毛。花果期8—9月，头状花序在茎端密集成半球形；总苞筒状，苞片膜质；管状小花蓝紫色。瘦果。

【地理分布】水母雪莲花分布于西藏、青海、甘肃南部、四川西部及云南西北部等地，绵头雪莲花分布于西藏、四川、云南等地，黑毛雪莲花分布于青海和四川等地；资源濒临灭绝。

【药物来源】菊科凤毛菊属植物。

【入药部位】全草。

【采集炮制】6—8月采集地上部分，晾干。

【化学成分】水母雪莲花含β-芹子烯、斯杷土烯醇、红没药醇、金合欢醇、东莨菪内酯、伞形花内酯等成分；绵头雪莲花主要含有伞形花内酯、对羟基苯乙酮、东莨菪素、异东莨菪素、雪莲内酯、3-（2′,4′-二羟基苯基）丙酸甲酯、芹菜素、东莨菪素苷、雪莲内酯8-O-β-D-吡喃葡萄糖苷、芹菜素-7-O-β-D-葡萄糖苷、芹菜素-7-O-β-D-芦丁糖苷、紫丁香苷、甾醇类等。

【药理作用】

1.收缩子宫作用：雪莲煎剂对大鼠离体子宫及家兔在体子宫都有兴奋作用；

2.终止妊娠作用：雪莲煎剂对小鼠各期妊娠及兔的早期妊娠都有显著而确定的终止作用；

3.松弛平滑肌作用：雪莲提取物使离体兔肠收缩减弱、肌张力下降；

4.抗炎和镇痛作用：雪莲提取物对大鼠由甲醛或蛋清液引起的关节急性炎症均有显著的对抗作用；

5.增强心脏收缩力：雪莲煎剂对蟾蜍离体心脏和麻醉兔在体心脏收缩力有加强作用。

【性味功效】味苦，性凉。具愈疮消肿、滋补调经之功效。治疗毒炭疽、发炎肿胀、头部创伤、脑血管病、热性刺痛、月经不调、风湿痹症等；外敷可消肿。

亚麻（*Linum usitatissimum* L.）

【异　　名】胡麻。

【品种考证】本品始见于《月王药诊》。《妙音本草》记载："亚麻茎坚叶片旺，花朵蓝色光泽艳。"《度母本草》记载："胡麻叶片细而小，果实扁圆护身盒，种子红扁有光泽，其味甘而其性润，自身功效治隆病。"《宇妥本草》记载："胡麻田生茎柄细，长短一足或一肘，花朵蓝色果实丰，脑病隆病皆能治。"《四部医典》记载："胡麻润甘重苦温，由于性重能祛隆，由于性和生培赤，化味辛伤目干精，糊敷肿胀催脓熟。"

【形态描述】一年生草本，高30～100 cm。茎直立，上部分枝，基部木质化，韧皮部纤维强韧。单叶互生，叶片线形或线状披针形，全缘，叶脉常3出。花果期6—10月，花单生于枝顶及上部叶腋，成疏散的聚伞花序；萼片5枚，卵形或卵状披针形，宿存；花瓣蓝色或白色；雄蕊5枚，花丝基部合生，花丝细；子房5室，椭圆状卵形，花柱5枚，柱头条形。蒴果球形，稍扁，室间开裂成5瓣；种子扁平，长圆形，黄褐色或暗褐色。图3-51为亚麻地上部分示意图。

【地理分布】全国各地均有栽培，资源丰富。

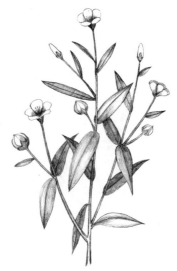

图3-51　亚麻地上部分示意图

【药物来源】亚麻科亚麻属植物。

【入药部位】花、果实。

【采集炮制】盛花期采集花，秋季收集种子，晒干。

【化学成分】含有木脂素类、黄酮类、环肽类、氰苷类、有机酸、氨基酸、矿物质类等。其中，木脂素类包括落叶松脂素、异落叶松脂素、马台树脂醇、松脂酚、裂环异落叶松脂素、去甲氧基裂环异落叶松脂素等；黄酮类主要包括草棉黄素、草棉黄素-3,8-O-双葡萄糖苷、3,7-二甲氧基草棉黄素、山柰酚-3,7-O-双葡萄糖苷等；环肽类主要有环亚油肽A、环亚油肽B～I等；氰苷类有亚麻氰苷、新亚麻氰苷等；脂肪酸主要包括软脂酸、硬脂酸、亚油酸、亚麻酸等。

【药理作用】

1.降血脂和防止动脉粥样硬化作用；

2.抗氧化作用；

3.免疫抑制作用；

4.降血糖作用；

5.抗肿瘤作用。

【性味功效】味苦，涩，性温。具祛风活血、止痛止痒之功效。治子宫瘀血、经闭经痛、隆病、神经性头痛、皮肤瘙痒、大便秘结等；外用治疮疱肿毒、皮肤瘙痒、伤口红肿、湿疹等。

益母草

【异　　名】益母蒿、坤草、云母草、玉米草、灯笼草、铁麻干。

【品种分类】川藏香茶菜和益母草。

【形态描述】

川藏香茶菜（*Rabdosia pseudo-irrorata* C.Y.Wu）

小灌木，高30～50 cm，极多分枝。茎四棱形，被贴生极短柔毛。叶对生，长圆状披针形或卵形，两面密被贴生极短柔毛及腺体；叶柄被极短柔毛。花果期7—8月，聚伞花序，3～7朵花，腋生；花萼钟形；雄蕊4枚，前对较长；花盘环状，花柱顶端2裂。坚果体小，卵状长圆形，灰白色。

益母草（*Leonurus japonicus* Houtt.）

一年或两年生草本，高达120 cm。茎直立，棱形，被倒向糙伏毛，多分枝。叶对生；茎下部叶卵形，掌状3裂，裂片再分裂，上面被糙伏毛，下面被疏柔毛及腺点，叶脉突出；茎上部叶小，通常3裂；苞片全缘或有疏齿。花果期6—10月，轮伞花序腋生，具8～15朵花，组成疏松的穗状花序；小苞片刺状，基部略弯曲，贴生微柔毛；花粉红色至淡紫红色；花萼管状钟形，外面有贴生微柔毛，5脉，萼齿5枚，宽三角形，先端刺尖；花冠粉红至淡紫红色，冠檐二唇形，上唇直深，长圆形，全缘，下唇3裂，中裂片倒卵形；雄蕊4枚，前对较长，花丝扁平，被鳞毛，花药卵圆形。花柱丝状，先端相等，2浅裂，裂片钻形；子房褐色，无毛。小坚果长圆状三棱形，顶端平截，淡褐色。

【地理分布】青藏高原各省份均有分布，资源丰富。

【药物来源】唇形科益母草属植物。

【入药部位】全草或叶、花及种子。

【采集炮制】7—9月采全草或叶、花及种子，晾干。

【化学成分】川藏香茶菜含川藏香茶菜己素、丁香酚葡萄糖苷、齐墩果酸、乌苏酸、2α-羟基乌苏酸、β-谷甾醇、胡萝卜苷；益母草含益母草碱、水苏碱、洋芹素芫花素及苷、槲皮素、山秦素、前益母草素、益母草素、前益母草乙素、益母草乙素、延胡索酸、月桂酸、棕榈酸以及挥发油、微量元素等。

【药理作用】

1.兴奋子宫作用；

2.改善微循环作用；

3.兴奋呼吸中枢作用；

4利尿作用。

【性味功效】味甘，苦，性凉。川藏香茶菜具消炎去翳之功效，治沙眼、角膜炎，去翳等。益母草具消炎利尿之功效，治翳障、沙眼、结膜炎及遗尿症等。

油菜籽（*Brassica campestris* L.）

【异　　名】小白菜、矮油菜、甜油菜。

【品种考证】《四部医典》记载："菜籽油祛寒祛风，并能增生血和胆。"

【形态描述】一年生草本。直根系。茎直立，分枝较少，株高30～90 cm。叶互生，基生叶不发达，匍匐生长，椭圆形，有叶柄，羽状分裂，裂片密被刺毛，有蜡粉；茎生叶无叶柄，下部茎生叶羽状半裂，基部扩展且抱茎，两面有硬毛和缘毛；上部茎生叶披针形，基部心形，抱茎，全缘或有枝状细齿。花期5—7月，总状无限花序，着生于主茎或分枝顶端；花黄色，花瓣4枚，呈十字形；雄蕊6枚，4强雄蕊。

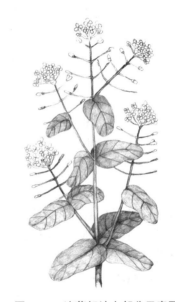

图3-52　油菜籽地上部分示意图

果期8—9月，长角果条形，先端有喙；种子，圆球形，紫褐色。图3-52为油菜籽地上部分示意图。

【地理分布】分布于青藏高原各地区，全国各地亦有栽培；资源丰富。

【药物来源】十字花科芸薹属植物油菜籽。

【入药部位】种子或榨取的油。

【采集炮制】果实成熟后，采集种子，晒干。

【化学成分】含有三萜皂苷、黄酮、棕榈酸、花生酸、山嵛酸、硬脂酸、油酸、亚油酸、亚麻油酸、氨基酸、挥发油、糖类等成分。

【药理作用】油菜籽提取物具有清除活性氧作用。

【性味功效】味甘，性凉。具活血化瘀、解毒消肿、宽肠通便、祛寒祛风之功效。主治风丹毒、手足疖肿、乳痈、习惯性便秘、老年人缺钙等病症。

玉竹

【品种考证】参见黄精。

【品种分类】玉竹和独花玉竹。

【形态描述】

玉竹 [*Polygonatum odoratum*（Mill.） Druce.]

多年生草本，高可达60 cm。根状茎横走，肉质，浅黄白色。茎单一，向一边倾斜，具纵棱。叶互生，生于茎中上部，无柄；叶片椭圆形至卵状矩圆形，全缘；叶面绿色，背面灰白色，叶脉隆起。花期6—7月，花腋生，花序具1～4朵花，花被筒状，白色，或黄绿色，先端6裂；雄蕊6枚，花丝丝状；子房上位，花柱细长。果期8—9月，浆果球形，蓝黑色，具7～9颗种子。

独花玉竹（*Polygonatum hookeri* Baker.）

多年生草本。根状茎细圆柱形，茎矮小。叶条形或短圆状被针形。花期6—7月，仅具1花，故名独花，生于最下一片叶腋；花被紫色，下部合生成筒状；雄蕊6枚，花丝极短，着生近花被筒中部；子房具稍短的花柱。果期8—9月，浆果，红色。

【地理分布】玉竹分布于青海、甘肃、四川等地，独花玉竹分布于西藏、云南、四川、甘肃等地，资源较少。

【药物来源】百合科黄精属植物玉竹和独花玉竹。

【入药部位】根茎。

【采集炮制】 9—10月采挖根茎，除净残茎及须根，晒干至无硬心。

【化学成分】含有生物碱、苷类、甾醇、鞣质、氨基酸、挥发油、维生素、多糖及微量元素等。

【药理作用】

1.小剂量对心脏有收缩增强作用；

2.降血脂、降血糖作用；

3.增强免疫作用；

4.抗动脉硬化作用；

5.抗肿瘤等作用。

【性味功效】味甘，苦涩，性凉。具补益体力、干脓之功效。治黄水病、培根与赤巴合并症等症。

藏茴香（*Carum carvi* L.）

【异　　名】果鸟、葛缕子（藏语）。

【品种考证】《度母本草》记载："果鸟长在凹地水中。叶扁，具齿；茎细长；花白色而状如伞；果实状似拉拉普。"《甘露本草明镜》记载："果鸟是多年生草本植物。根圆柱状，侧根及须根极少；茎细，长约一卡，颜色微紫，上部多数分枝；叶羽状深裂，柄短，二至三回分裂；白色小花微具红色光泽；伞状，顶生；果实小而量少，卵形，表面具有白色脉纹，其头部连接。"

【形态描述】两年或多年生草本，高30～80 cm。直根圆柱状，肉质。茎直立，上部分枝，叶矩圆形或宽椭圆形，二至三回羽状深裂；叶柄具宽叶鞘，基部抱茎，边缘膜质，白色或粉红色。花期4—6月，复伞形花序顶生和侧生，花白色或粉红色；萼片5枚，极小；花瓣5枚；雄蕊5枚；心皮五角形。果期5—10月，双悬果长圆状卵形，具棱线及油槽。图3-53为藏茴香地上部分示意图。

【地理分布】分布于西藏各地，四川西部及西北、华北、东北等地区；资源丰富。

【药物来源】伞形科植物葛缕子的果实。

【入药部位】果实。

【采集炮制】8—9月果实成熟时采果，晒干。

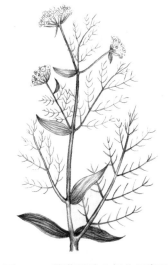

图3-53　藏茴香地上部分示意图

【化学成分】果实含葛缕酮、二氢葛缕酮、柠檬烯、D-二香醇、D-紫苏醛、D-二氢蒎脑、棕榈酸、油酸、亚油酸等成分。

【药理作用】

1.平喘镇咳作用；

2.抗细菌和真菌作用；

3.对小肠有兴奋作用；

4.利尿作用。

【性味功效】味苦，辛，涩，性平，效润。具理气止痛、解毒之功效。主治隆病、眼病、食欲不振、胃痛、中毒症等症。

藏紫草

【异　　名】哲莫（藏语）。

【品种考证】《度母本草》记载："哲莫生长在土质坚硬的旱滩。叶灰白色极粗糙；茎、根红色。"《宇妥本草》记载："哲莫生于田埂，亦可长在沙地。叶淡青色粗糙，根及花红色，每根茎有一卡左右之长，此为黑色哲莫，长有五指并列之宽，叶柄细，叶具毛者为白色哲莫。"《晶珠本草》记载："生于土质坚硬的旱滩，根红色，叶灰白色，甚粗糙，花蓝红色。以生于不甚潮湿的白绵沙土中，根细色浓者质佳。本品分滩生与田生两种，滩生者如上述，田生者根很细，红色称几毛。"《甘露本草明镜》记载："为多年生草本植物。根细长，有两三个枝根，外皮薄，色黑，中部呈紫红，内部白色。叶淡青色，厚，剑形，全缘，两面均被白色粗长毛，腹面比背面毛粗糙。基生叶莲座状，叶柄短，中间有三四根淡青色柔长的茎一起生长，无分枝，上被白色毛；茎生叶较小，叶柄短，互生。花紫色，筒状，密集于茎顶；花边缘具三小棱。"图3-54为藏紫草地上部分示意图。

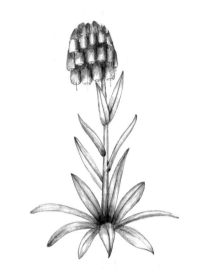

图3-54　藏紫草地上部分示意图

【品种分类】细花滇紫草和长花滇紫草。

【形态描述】

细花滇紫草（*Onosma hookeri* C.B.Clarke）

多年生草本植物，高20～30 cm。根直下，圆柱形，外皮紫红色。茎单一或数条丛生，不分枝；基生叶倒披针形，两面被毛；茎生叶无柄，叶披针形或狭披针形，两面密生长粗毛。花果期6—9月，聚伞花序多花，通常单生茎顶；花萼5裂，裂片钻形；花冠筒状钟形，5裂，具腺体，蓝色、紫色或淡红蓝色；花药基部合生，花丝线形，着生于冠筒中部；花柱无毛，外伸；小坚果。

长花滇紫草（*Onosma hookeri* Clarke var. longiflorum Duthie）

本变种与细花滇紫草形态基本相似，相对花冠较长，花丝通常着生于冠筒上部。

【地理分布】分布于西藏等地，资源丰富。

【药物来源】紫草科驴臭草属植物。

【入药部位】根。

【采集炮制】每年秋季挖根，洗净，晒干。

【化学成分】含二甲基丙烯酰紫草素。

【性味功效】味甘，微苦，性凉。具清热凉血、养肺之功效。主治肺炎、空洞结核、多血症等。

羌活 (*Notopterygium incisum* Ting ex H. T. Chang)

【异　　名】羌青、珠玛（藏语）。

【品种考证】《度母本草》记载："珠玛一共分三种，白色、黑色和蓝色；生在阴阳两山坡，叶片黑糙茎柄密，其名也称黑羌活，治疗疔毒炭疽病；蓝羌活的叶花茎，颜色青色较柔软，外敷内服治虫病，从上罨浴得安乐；所说的白亮独活，叶片淡蓝较柔软，茎柄长柔花白色，果实状如蒺藜果，其味苦而气不香，自身功效能止血，治疗疔毒消肿胀；白亮独活之根子，用油煎煮敷疮内，三疮无论哪一种，止血防邪防恶肿，无论哪种恶肿胀，在上罨浴速快愈；随着药引入经络，服用此药诸病愈，其他功效难想象。"《四部医典》记载："羌活治疗瘟疫热，杀虫并治肿核疮，治疗麻风并止血。"《药名之海》记载："白亮独活能止血，羌活防邪治寒症，并对虫病有益处。"

【形态描述】多年生草本，高可达120 cm。根茎粗壮，伸长呈竹节状，有枯萎叶鞘；茎直立，多中空，有纵直细条纹，带紫色。基生叶三出式三回羽状复叶，末回裂片长圆状卵形至披针形；茎上部叶无柄，叶鞘膜质，长而抱茎。花果期7—9月，复伞形花序，白色；萼片宽卵状；花瓣卵形至长圆状卵形；雄蕊花丝内弯，花药黄色；短花柱2枚。分生果椭圆形，背腹稍扁。图3-55为羌活全草示意图。

【地理分布】分布于陕西、四川、甘肃、青海、西藏等地，资源较丰富。

【药物来源】伞形科羌活属植物羌活。

【入药部位】根及根茎。

【采集炮制】秋季采挖根茎及根，净制，切片，晾干。

【化学成分】含有异欧前胡内酯、香柑内酯、5-去甲基香柑醇、紫花前胡苷元、二氢山芹醇、欧前胡内酯、印度榅桲素等香豆素及其苷类成分；有机酸类、β-谷甾醇、挥发油、脂肪酸类、氨基酸类、糖类。

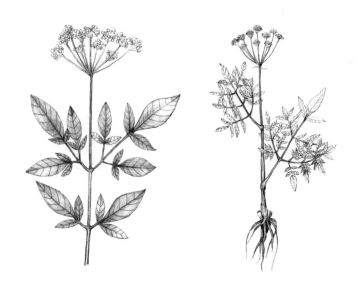

图 3-55　羌活全草示意图

【药理作用】

1.解热镇痛作用。

2.对心血管系统的作用：羌活水溶部分对心律失常有明显的对抗作用，能明显缩短心律失常持续时间；羌活挥发油能够对抗垂体后叶素引起的大鼠急性心肌缺血。

3.抗休克作用：羌活煎剂有抗休克作用。

4.抗菌作用：羌活提取物对痢疾杆菌、大肠杆菌、伤寒杆菌、绿脓杆菌和金黄色葡萄球菌等，均有明显抑制作用。

【性味功效】味辛，苦，性平。具抗疫解热、杀虫止血、祛风散寒、除湿止痛之功效。治瘟疫热症、流感头痛、风湿虫病、肿核疮、痘疹、麻风等，止血、防邪等症。

珠芽蓼（*Polygonum viviparum* L.）

【异　　名】然布籽、猴娃七、山高粱、蝎子七、剪刀七。

【品种考证】《妙音本草》记载："所说草药珠芽蓼，叶片小而根子红，花朵白色如狗尾，果实红色叫然布，自身功效止腹泻。"《宇妥本草》记载："珠芽蓼生草滩坡，叶片铺地薄而绵，果穗紫色如帽缨，果实红色味甘涩，治疗一切腹泻病。"《四部医典》记载："平车前大车前等，所有功效皆止泻。"《图鉴》记载："珠芽蓼为干涸药，生在阴山和平滩，叶片青黑如宝剑，茎柄如同鸽子腿，花朵白色如狗尾，果实红色如珊瑚，根子红色如绳编，本品之味略有涩。"

【形态描述】多年生草本，高可达 40 cm。根状茎肥厚，表面暗褐色，断面紫红色，密生须根；茎直立，不分枝，2～3枝丛生，基部有宿存叶鞘。基生叶具长柄，叶片近革质，圆形或卵状披针形，叶缘皱缩具细脉纹而稍向外反卷，无毛；上部茎生叶无柄，披针形，渐小；托叶鞘淡褐色，开裂，膜质。花果期5—9月，穗状花序顶生，下部生珠芽；苞片膜质，卵形，淡褐色；花被5深裂，白色或淡红色，椭圆形；雄蕊8枚，花丝不等长；花柱3枚，下部合生，柱头头状。瘦果卵形，深褐色，具3棱，藏于宿存花被中。图3-56为珠芽蓼全草示意图。

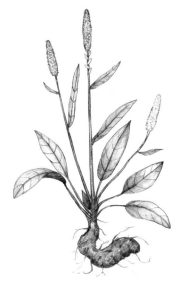

图3-56 珠芽蓼全草示意图

【地理分布】分布于西藏、青海、甘肃、四川、云南等地，资源丰富。

【药物来源】蓼科蓼属植物珠芽蓼。

【入药部位】根茎。

【采集炮制】夏秋季节采挖根茎，净制，晒干。

【化学成分】根茎含蒽醌、槲皮素-5-O-β-D-葡萄糖苷、正丁基-β-D-吡喃果糖苷、没食子酸、谷甾醇、鞣质、多糖、脂肪酸、挥发油等。

【药理作用】

1.抗菌作用；

2.止泻作用；

3.抗氧化作用；

4.抗肿瘤作用。

【性味功效】味甘，涩，性热。具健胃、止泻之功效。治胃病、消化不良、培根病、赤痢、小肠热、肺病、月经不调、崩漏白带、出血等症。

紫菀

【异　　名】太白菊（柔软紫菀）。

【品种考证】本品始见于《月王药诊》。《妙音本草》记载："紫菀状如绿绒蒿，内服功效治喉蛾，罨浴之时治脑病，性凉能入草药方。"《度母本草》记载："紫菀生草坡林缘，叶片淡青小而圆，茎柄紫色比较长，花如蓝花绿绒蒿，花心如同绵羊眼，其味稍许有点苦，内服治疗毒炭疽，罨浴治疗脑病等，性凉治疗诸热症，并且治疗中毒症，功效真是难想象。"《宇妥本草》记载："紫菀花生石山麓，茎柄单生较端直，果苞种子非常圆，其味辛而稍带苦，治疗反胃大肠虫。"《四部医典》记载："紫菀解毒清疫热。"

【品种分类】重冠紫菀、须弥紫菀等。

【形态描述】

重冠紫菀（*Aster diplostephioides* Benth.）

多年生草本，高可达 60 cm。根状茎较粗，分枝；茎直立，不分枝，基部被褐色枯叶柄，被卷曲或开展的柔毛，上部被黑紫色具柄腺毛。莲座丛中叶和茎下部叶倒披针形、长圆形或狭披针形，全缘，两面被有节短毛，中脉在下面凸起，侧脉不显；茎中上部叶长圆状或线状披针形，基部稍狭或近圆形，上部叶渐小；全部叶质薄，网脉显明。花果期 8—11 月，头状花序单生茎端；总苞半球形，总苞片 2～3 层，线状披针形，先端渐尖，外层深绿色，草质，背面被较密的黑色腺毛，内层边缘狭膜质，背部被密腺体和长节毛；舌状花 2 层，极多数，舌片蓝色或蓝紫色，线形；管状花紫褐色或紫色，后转为黄色。瘦果倒卵圆形，被毛及腺体；冠毛 2 层，外层极短。图 3-57 为紫菀地上部分示意图。

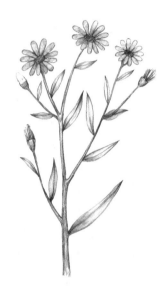

图 3-57 紫菀地上部分示意图

须弥紫菀（*Aster himalaicus* C.B.Clarke）

多年生草本，高 30 cm。根状茎粗壮，被褐色枯叶残片；茎下部弯曲，从莲座状叶丛基部斜升，被长柔毛和腺毛；莲座状叶倒卵形、倒披针形或宽椭圆形，顶端圆形，基部渐狭呈具翅的柄；茎生叶基部半抱茎，叶质薄，两面或下面沿脉及边缘有长毛和腺毛。花果期 7—9 月，头状花序顶生；总苞半球形，总苞片 2 层，长圆披针形；舌状花蓝紫色，筒状花紫褐色或黄色，有短毛。瘦果倒卵圆形，扁，褐色，具 2 肋，有绢毛和腺毛。

【地理分布】分布于青海、西藏、四川、云南、甘肃等地，资源丰富。

【药物来源】菊科紫菀属植物。

【入药部位】花。

【采集炮制】夏秋季采集花序，阴干。

【化学成分】主要含有槲皮素、山奈酚、芦丁、芸香苷、洋芹素、高良姜素、表木栓醇、β-谷甾醇-3-O-β-D-葡萄糖苷、有机酸、酚类、甾醇、挥发油等。

【药理作用】

1.抗菌作用；

2.祛痰镇咳作用；

3.抗氧化作用；

4.抗肿瘤作用。

【性味功效】味苦，性凉。具清热解毒、清疫疠热、解痉、干脓血之功效。治瘟病时疫、流行性感冒、痉挛、培根病，清脉热、邪热。

第四节　动物类藏药材

斑蝥（*Mylabris phalcrata* Pall.）

【品种考证】始见于《月王药诊》。《四部医典》记载："斑蝥清泻血脉病。"《药名之海》记载："斑蝥泻脉为主药。"《晶珠本草》记载："斑蝥清泻诸脉病。"

【形态描述】虫体呈长圆形。头部略呈三角形，具粗密斑点，中央有1条光滑纵纹；有一对较大的复眼，略呈肾脏形；触角1对，鞭状，橙红色，分11节，末端数节膨大呈棒状；前胸长，稍大于宽；胸部背面具革质鞘翅1对，黑色，每翅有一个大黄橙色斑和两条黄橙色横带纹，鞘翅下面为一对褐色透明的膜质翅；胸腹部棕黑色，有光泽，胸部凸起，有足3对；腹部呈环节状，具黑色绒毛；足关节处能分泌黄色毒液；有特异臭气。图3-58为斑蝥示意图。

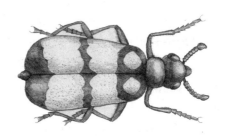

图3-58　斑蝥示意图

【地理分布】分布于我国大部分地区，资源丰富。

【药物来源】芫青科昆虫南方大斑蝥。

【入药部位】干燥成虫。

【采集炮制】夏、秋二季捕捉，闷死或烫死，晒干，除去头、足、翅。

【化学成分】含斑蝥毒、脂肪、挥发油、树脂、蚁酸、色素等物质。

【药理作用】

1.水浸剂对常见致病性皮肤真菌有抑制作用；

2.斑蝥素对肿瘤组织有抑制作用；

3.去甲斑蝥素与去氢去甲斑蝥素有升高白细胞的作用；

4.斑蝥素可引起肾脏毒性。

【性味功效】味苦，辛，性温，有毒。具有破血逐瘀、散结消肿、攻毒蚀疮的功效。主要用于脉病、症瘕、经闭、顽癣、赘疣、刺漏等。

蟾蜍（*Bufo bufo gargarizans* Cantor.）

【异　　名】癞蛤蟆。

【形态描述】平均体长约60 mm，雌性最大者可达80 mm。头宽大于头长；吻端圆，吻棱显著，颊部向外侧倾斜。鼻间距略小于眼间距，鼓膜显著，椭圆形。前肢粗短，脚趾由长到短的顺序为三、一、二、四；后肢短，足比胫长，趾短，趾端黑色或深棕色。趾侧均有缘膜，基部相连成半蹼。雄性皮肤粗糙，头部及背面密布不等大的疣粒；雌性疣粒较少，耳后腺大而扁。四肢及腹部较平滑。雄性背面多呈橄榄黄色，有不规则的花斑，疣粒上有红点；雌性背面浅绿色，花斑酱色，疣粒上也有红点。头后背正中堂有浅绿色脊线，上颌缘及四肢有深棕色纹。有单咽下内声囊。图3-59为蟾蜍示意图。

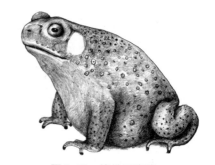

图3-59　蟾蜍示意图

【地理分布】分布于中国北方各省份。

【药物来源】蟾蜍科蟾蜍属动物蟾蜍。

【入药部位】蟾蜍的耳后腺、皮肤腺分泌的白色浆液的干燥品（蟾酥）或其他组织。

【化学成分】蟾酥（或称蟾毒）主要含羟基甾类化合物——蟾毒配基，如华蟾毒精、华蟾毒素、蟾毒灵、蟾毒素等；吲哚碱衍生物，如5-羟色胺、蟾蜍色胺、蟾蜍特尼定等；三磷腺苷、肾上腺素、氨基酸等成分。

【药理作用】

1.强心作用：蟾毒小剂量能加强离体蛙心收缩，大剂量则使心脏停止于收缩期；

2.升压和呼吸兴奋作用：蟾蜍水提取液能使麻醉犬血压上升，呼吸兴奋；

3.抗肿瘤作用：蟾蜍皮可延长患精原细胞瘤、腹水瘤和肝癌小鼠的生存期，并增强网状内皮细胞的功能；

4.麻醉镇痛作用：蟾蜍80%酒精提取物具表面麻醉作用，蟾蜍对于小鼠实验性疼痛均有镇痛作用；

5.对免疫系统及循环系统等方面也有作用。

【性味功效】味甘，咸，性寒。具解毒散结、消积利水、杀虫消疳、壮阳之功效。主治肾寒病、疔疮、症瘕癖积、水肿、慢性咳喘等症。

西藏蟾蜍（*Bufo tibetans Zariski.*）

【异　　名】白巴（藏语）。

【品种考证】《奇美眼饰》记载："白巴品种较多，其中体色呈白褐色，四肢灵活者入药。"《青藏高原药物图鉴》记载："体较宽短，头扁平，其宽略大于长，吻端钝圆而较宽，稍凸出于下颌，吻棱较钝，鼓膜明显；前肢短壮；指细长而略扁平，端圆；后肢长，胫跗关节达根或稍超过之，左右跟跖部相遇。"《甘露本草明镜》记载："白巴为两栖类动物，生活在静水和陆地中。品种多，常分为朗白和萨白两种，从颜色分黑花色、黄花色、百花色等多种。头扁平，眼凸出，前肢短壮，后肢长，背部及体侧的皮肤略粗糙，较薄，具花纹，腹部皮肤白色而平滑。"

【形态描述】体长 50～65 mm。头宽大于头长。吻端略圆，吻棱有疣，颊部稍向外侧倾斜。鼓膜椭圆形。皮肤极粗糙，背部满布圆形疣粒，大小不等。耳后腺短而宽，成豆状。整个腹面布满疣粒。前肢粗壮，第一、二趾几乎等长，但略短于第四指，趾侧缘膜厚。后肢短胫跗关节前达肩部，足比胫长，第三趾略长于第五趾，颈部相连成半蹼，第五趾的蹼达该趾的趾端。背部一般为橄榄黄色，具不规则深色斑纹；体侧及后肢有棕红色斑点。枕后的蓝绿色脊线较宽，皮肤光滑无疣。雄体略小，有黑色婚垫。无声囊。

【地理分布】分布于四川、云南、西藏、青海等地，资源较丰富。

【药物来源】蟾蜍科蟾蜍属动物西藏蟾蜍。

【入药部位】肉、肝、胆或其他组织。

【性味功效】味苦，性凉。治疗毒症。

牛黄 （*Bostaurus domesticus* Gmelin.）

【异　　名】西黄、犀黄、丑宝。

【品种考证】《蓝琉璃》记载："本品上品产自大象的肝脏。另外，黄牛和猪等大多数动物的肝管中产生的硫黄色包膜物质，紫色者为上品，黄色松软者为下品。功效治瘟病时疫、解毒、清肝热腑热。"

【形态描述】本品产自黄牛等动物的胆囊和肝管，性状大多为圆形、四方形、三角形、椭圆形、不规则形等。大小不一，小者如豌豆，大者如小孩拳头。颜色有红黄色和黄色，内外有层次。体轻，质酥脆，易分层剥落，断面金黄色，有些中间有比较硬的白石状层纹。外表较光滑，有些外包一层黑色的薄膜，习称"乌金衣"。

【地理分布】全国各地均有分布，资源丰富。

【药物来源】主要产自黄牛、水牛、犏牛、牦牛。

【入药部位】牛胆囊结石。

【性味功效】味甘，苦，性凉，有香味。具清热解毒、豁痰定惊之功效。治传染病高烧、小儿惊风抽搐、癫痫、咽喉肿溃、热性水肿、黄疸肝炎、痈毒疮疡、肝包虫等。

马鹿 （*Cervus elaphus* Linnaeus.）

【品种考证】本品始见于《月王药诊》。《妙音本草》记载："常常服用鹿角粉，治疗隆病肾腰痛，提升胃阳助消化。"《四部医典》记载："犀角干体腔脓血，并且干涸黄水病，狍鹿角和马鹿角，功效如同犀牛角。马鹿血治疗虫病，并且止子宫出血。鹿脂杀虫防毒病。鹿茸功效除肝脓。鹿角功效干腹水。"《晶珠本草》记载："鹿血杀虫止经淋，狍鹿马鹿之鹿茸，功效也与犀角同。鹿角灰治腹水症，鹿角燎焦能止痛，并治培根瘿疣病。狍鹿马鹿和羚羊，盘羊藏羚和岩羊，獐子等的野兽肉，功效大多为性平。鹿胃草糜治虫病，鹿脂杀虫防毒病。"

【形态描述】体型大，背平直，肩部与臀部高度几乎相等。鼻端裸露，鼻孔间及后缘均不被毛。具眶下腺，腺孔裂缝状，耳大，呈圆锥形。颈长，颈下被长毛。尾短而显眼，四肢长。全体呈灰棕褐色，嘴、下颌深棕色，颊棕色。耳内具白毛；颈部与身体背面略具黄褐色，有一黑棕色背线；臀部具一黄白色斑；尾黄白色，中央具一条棕黑色条纹；体侧、腹毛呈灰棕色，四肢外侧棕色，内侧色浅。雄性有角，雌性无角，眉叉斜向前伸；主干长，稍向后倾斜，并略内弯，第二枝杈紧靠眉叉，从主干上分出，二者靠近，以此区别于梅花鹿和白唇鹿；第二枝杈与第三枝杈距离较远；主干末端有时分成2枝；角面除尖端较光滑外，表面粗糙。图3-60为马鹿示意图。

【地理分布】分布于西藏、青海、甘肃等地，资源较少。

【药物来源】鹿科鹿属马鹿。

【入药部位】鹿血、鹿肉、鹿脂、鹿骨髓、鹿胃草糜、鹿睾丸与鹿鞭、鹿胎衣、鹿茸、鹿角等。

【化学成分】马鹿角含胶质、磷酸钙、碳酸钙及氨基酸等成分。

【性味功效】

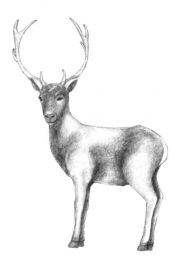

图3-61　马鹿示意图

鹿血：味甘，咸，性平。治疗虫病、月经滴沥、贫血。

鹿肉：味甘，性稍凉而平。治疗热隆并病。

鹿脂：味甘，性稍凉而平。治疗虫病，防毒病。

鹿骨髓：味甘，性稍凉而平。外敷治关节黄水、皮肤虫病。

鹿胃草糜：味苦，性稍凉。治疗肌肤虫病。

鹿睾丸与鹿鞭：味甘，性平。治疗阳痿、肾功能衰弱。

鹿胎衣：味甘，性平。治疗身体瘦弱、妇女病。

鹿茸：味甘，性平。治疗月经滴沥、尿频症、干涸体腔脓血。

鹿角灰：治疗培根病，止痛，成年鹿角灰可干涸腹水。

马麝（*Moschus sifanicus* Buchner）

【异　　名】香獐、高山麝。

【品种考证】本品始见于《月王药诊》。《四部医典》记载："麝香解毒治虫病，并治肾肝瘟疫症。"《晶珠本草》记载："麝香等肉其性平，麝粪罨浴治脉病，并治伏热脑刺痛，有益上下体腔疮。"

【形态描述】体型较大，通体沙黄褐色或灰褐色，后部棕褐色较深。四肢细长，后肢长于前肢。脚具4趾，侧趾很发达。臀部高于肩部，尾短。头形狭长，吻尖，无眶下腺和跗腺，耳狭长直立；雌、雄兽均无角；面、颊、额青灰色；眼下黄棕色，眼上淡黄；鼻端裸露；雄兽上犬齿发达，露出唇外且向后弯曲成为獠牙；雌兽上犬齿小，不露于唇外；颈背具栗色块斑，上有土黄色或肉桂黄色毛丛形成的4~6个斑点排成两行；颈下白色带纹不显，棕褐色与白色毛混杂形成黄白区。腹面土黄色；雄兽尾几乎裸露，其上密布腺体，富油脂。鼠蹊部具一隆起的囊状香腺，分泌麝香。香囊毛短而致密，外皮中央有2个小口，前为麝香囊口，后为尿道口。雌体腹部无麝香，有一对乳头。

【地理分布】分布于西藏、青海、甘肃、四川及云南等地，资源稀少。

【药物来源】鹿科鹿属马鹿。

【入药部位】肉、睾丸、粪、麝香。

【化学成分】含麝香酮、胆甾-4-烯-3酮、胆甾醇及其酯类、雄烷衍生物、蛋白质、多肽及其他含氮化合物（氨基酸、尿素、碳酸氨等）、无机盐（钾、钠、钙、镁、铁、磷、氯等）。

【药理作用】

1.对中枢神经系统的影响：天然麝香和人工麝香酮对动物的条件反射有一定的影响，且随剂量而改变；

2.对循环系统的作用：对离体心脏有兴奋作用；

3.抗菌作用：对金黄色葡萄球菌等有抑制作用；

4.对子宫的作用：对动物离体子宫有兴奋作用。

【性味功效】

肉：味甘，性凉，平。具滋补之功效。治疗赤巴隆并病。

睾丸：治肾病、小便不利或失禁、躬腰背病、肾性功能衰弱症。

粪：治四肢白脉病、伏热疼痛、脑痛、体腔内疮。

麝香：味苦，性凉。治疗合成毒中毒、毒蛇咬伤、体内外虫病、肝肾等脏腑热症、瘟疫病、内腔肿黑疮、隆病等。孕妇禁用。

黑熊（*Selenarctos thibetanus* G.Cuvier）

【品种考证】《晶珠本草》记载："熊胆佳劣问水知，佳品投入水有柱根。"《蓝琉璃》记载："熊胆投入水中显柱根者为佳品。"《甘露本草明镜》记载："熊多数为黑色，身体粗壮，肥大。头阔，吻较短，耳较大。""熊全身黑毛，具光泽，身体最壮，胸有新月形白斑，尾短，四肢粗壮，前后肢均具五趾，壮如人肢，前肢短，后肢长。常栖于森林中，夏季随处活动。杂食性，植物的叶芽、嫩枝、果实、粮食、各种昆虫等皆可为食。有冬眠习性。"

【形态描述】身体粗壮、肥大，体长1.1~1.5 m。头宽，吻部略短；耳披长毛；颈两侧毛更长，尾甚短而不明显；四肢粗，结实，前足腕垫与掌垫相连，后足垫肥厚；通体黑色，具光泽；吻部、脸面呈棕黄色，下颏有显著白斑；胸部有一鲜明的新月形白色斑。图 3-61 为黑熊示意图。

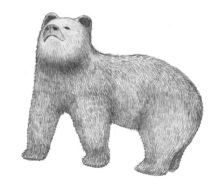

图 3-61　黑熊示意图

【地理分布】分布于青藏高原及西南、华北、东北、华南等地区，资源稀少。

【药物来源】熊科熊属黑熊。

【入药部位】熊胆、心脏、尾毛、全脑、犬齿、熊肉。

【化学成分】天然熊胆主要含胆汁酸类、氨基酸、胆色素、胆固醇、脂肪、磷脂、微量元素。牛磺熊去氧胆酸为熊胆特异性主要成分，另含牛磺鹅去氧胆酸、牛磺胆酸、熊去氧胆酸、鹅去氧胆酸、胆汁酸、胆红素、氨基酸等。

【药理作用】

1. 熊胆具有解热、抗炎、镇痛、利胆、作用；

2. 具有镇静、抗惊厥作用；

3. 具有保肝作用。

【性味功效】

熊胆：味苦，微甘，性寒。具清热解毒、镇静止痛、利胆明目、健胃、杀虫之功效。主治肝胆热、胆结石、出血症、癫痫、牙痛、目翳、胃痛、疮疡肿痂。

熊心脏：治月经不调引起的宁察布症。

尾毛：治疗妇女邪病。

熊脑：止血、消炎，尤其对脑疮有特效。

犬齿：止血、消炎等。

熊肉：清热解毒、镇静、止血、消炎。

藏羚羊（*Pantholops hodgsoni* Abel.）

【品种考证】本品始见于《月王药诊》。《四部医典》记载："藏羚原羚角止泻。"《药名之海》记载："藏羚羊骨止腹泻。"《晶珠本草》记载："野牛野驴和马喉，藏羚羊和藏原羚，狼和鸬鹚之咽喉，治疗脖颈之瘿瘤。""藏羚野牛血止泻。""狍肉鹿肉羚羊肉，盘羊肉和藏羚肉，岩羊肉和獐子肉，食草野兽肉性凉。"

【形态描述】体型中等，体长约 135 cm，肩高约 80 cm、头形宽长，鼻孔大，鼻子膨胀部位于两侧，鼻端被毛。雄性吻部粗壮，蹄较小。雄性具黑褐色双角，光滑，微细纵走纹理；角下方部分一侧有较明显隆起的环脊，角的基部横截面扁圆形，中央有白色骨塞，骨塞中央有一圆孔，横截面周圈不呈齿状，较光滑，与外面角鞘脱离。雌性无角。全身毛厚密、直立。体背呈浅红棕色，向下逐渐转白色。雄性脸部黑色，雌性白色。耳内近似白色，耳背纯白色。四肢浅灰白色，前面有黑色纵纹。尾巴较短，端部尖细。鼠蹊部有两个对称的皮囊状鼠蹊腺，非常发达，能分泌有香味的黄褐色分泌物。图3-62为藏羚羊示意图。

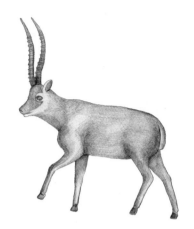

图3-62　藏羚羊示意图

【地理分布】分布于西藏、青海地区，为青藏高原特有种；资源较少。

【药物来源】牛科藏羚属藏羚羊。

【入药部位】肉、血、角、睾丸、脂等。

【化学成分】主要成分为角蛋白、磷酸钙以及不溶性无机盐等。羚羊角经酸水解后，含异白氨酸、白氨酸、苯丙氨酸、酪氨酸、丙氨酸等多种氨基酸。除此之外，还含有卵磷脂、脑磷脂、神经鞘磷脂、磷脂丝氨酸及磷脂酰肌醇等磷脂类成分。

【药理作用】羚羊角具有镇静、抗惊、解热、降压、抗菌、抗病毒等作用。

【性味功效】

肉：味甘，性平。治疗胆热隆并病。

血：味甘，性平。治疗腹泻。

角：治疗腹泻、小肠热症、难产、妇女病；角燎焦，治疗培根瘿疣，止痛。

第四章　常用藏药制剂

第一节　概述

藏成药方是指按藏医理论及理法方药组方原则和规定的处方，经藏医药传统特殊的制剂工艺加工炮制而成的散剂、丸剂、膏剂、药油、酒剂、煮洗剂等剂型。藏成药便于患者服用，如安置精华散、如意珍宝丸、七十味珍珠丸、蒺藜药酒等，这些都是经过藏医药传统制剂工艺加工的藏药制成品，其制剂工艺在藏医药发展史上随着社会生产力的逐渐提高而日臻完善。

一、优点

藏医药作为我国传统医药宝库中的一枝瑰丽奇葩，历史悠久，源远流长，博大精深，是藏族人民长期同疾病做斗争的经验总结，为青藏高原及其周边地区藏族人民的健康和繁衍做出了不可磨灭的贡献。藏成药以其独特的制剂工艺和卓越的疗效深受藏族人民和全国各族人民的喜爱，成为我国传统医药宝库中的一颗耀眼的明珠。其优点可概括为以下几点：

（1）藏药经加工制成藏成药后，除汤剂外，不必进行煎煮，省去了煎药的麻烦。

（2）藏成药多用于常见病、多发病，而且具有较好的疗效，患者可以自行购买后按说明书服用。

（3）藏成药相对来说体积较小，便于运输的携带。

二、剂型

藏成药的剂型很多，不同剂型在使用后产生效果的时间、持续程度、作用特点等都有所不同，甚至对人体不同部位、不同性质疾病的疗效也有差异。因此，使用何种剂型，要以医疗需要为基本原则。现将一些常用藏成药的主要剂型介绍如下：

（1）散剂：指一种或多种药材粉碎后制成的粉末样制剂，有内服散剂和外用散剂之分。

内服散剂分三种：口服散，是指直接供内服的散剂；汤散，是指水煎煮（或用开水泡）后滤取药汁供内服的散剂；煮散，是指用水煎煮后汤和药一起内服的散剂。

外用散剂分四种：外敷散，是指直接或与某种基质混合后敷于伤口的散剂；鼻吸散，是指将药物粉末直接用鼻吸入的散剂；烟熏散，是指将药物粉末燃烟，用鼻吸入的散剂；煮洗散，是指水煎煮后用以洗涤的散剂。

（2）丸剂：指药物细粉或药物提取物加适宜的黏合剂或辅料制成的球形制剂。又可分为蜜丸、水丸、浓缩丸、酥油丸等类型。

蜜丸是指药物细粉用蜂蜜作为黏合剂而制成的丸剂。根据形状大小和制法不同，分为小蜜丸、浓缩丸、酥油丸等类型。

水丸是指药物细粉用水作为黏合剂制成的丸剂。

浓缩丸是指药物或部分药物提取的清膏或浸膏与适宜的药物细粉制成的丸剂。

酥油丸是指药物细粉或药物经过特殊加工后，以酥油作为黏合剂而制成的丸剂。

（3）膏剂：指药物研成细粉，然后根据病情用蜂蜜、红糖、白糖或酥油等相应的黏合剂制成的膏状制剂。

（4）浸膏剂：指将药物洗净，砸碎，用水熬煮，过滤后再放入干净的陶器内，不断搅拌，煎煮至糊状，放在石头上晾干，搓成块状，即为浸膏。

（5）涂剂：指将药物共研成细粉，过筛，用酥油或猪油调成软膏，即得。

（6）药酒：为藏成药的主要剂型之一。常用的药酒有蜂蜜药酒、单方药酒、复方药酒、酥油酒等，其工艺独特，配制方法各异，现将其配制方法概述如下。

蜂蜜药酒：1升蜂蜜加6升水，混合煎煮，过滤，取滤液浓缩至2升时，再加水1升，冷却至常温，加一捧酒曲，再将寒水石用绸子包裹，悬垂在药液中，加一剂小豆蔻粉，保温3天，发酵后，再加头姜、荜茇、胡椒适量，即得。

花蜜药酒：各种花特别是报春花，阴干后，置入瓶内加水浸溶加一普量的蜂蜜，烤如热乳，保温3天，即得。

蔗酒：将青稞、蒺藜、小麦配伍蒸熟，发酵后，在醪糟中掺入红糖水，即得。

红糖蔗酒：青稞酒加红糖。

蒺藜酒：蒺藜、青稞、酒糟混合发酵的醪糟，取水制酒。

酥油酒：酒里加红糖、酥油、蜂蜜、小茴香、荜茇，发酵3天，即得。

骨酒：取绵羊尾骨或2岁的绵羊羔骨，砸碎放入青稞酒中，3天以后再掺和红糖水，即得。

红景天酒：将红景天浸泡在水里，然后再掺入麦酒，即得。

藏茵陈酒：将青稞炒至淡黄色，加水和酒曲发酵，其醪糟内加入藏茵陈、诃子汁，再掺和酒，即得。

青稞药酒：将黄精、玉竹、蒺藜、蜀葵子、炒青稞研为细粉，糅合成团，加入酥油发酵，此时做成的糕叫作糌粑糕；再加红糖、干姜、酥油煎煮，即得。

（7）胶囊剂：指一定量的药材提取物与药粉或辅料制成均匀的粉末或颗粒，填充于空心胶囊中制成；或将药材粉末直接分装于空心胶囊中制成。

三、服药的注意事项

藏成药有的内服，有的外用，在服法和用法方面往往也有很大差异，掌握正确的服用方法，可以达到预期的治疗目的；反之，若服用方法不当，不仅会影响疗效，而且还有可能造成不良的后果。因此对藏成药的使用方法必须加以注意。

（一）注意服用剂量

一般藏成药必须按照规定剂量服用，以免用量过小起不到治疗作用，用量过大而发生中毒。对于药性和使用规定量达不到治疗效果的藏成药，在掌握病情的前提下可稍许增加剂量，如健胃消食的"十味消食散"，清热、调和气血的"三果汤散"等。但对药性剧烈的藏成药，尤其是有毒性的藏成药，用量绝对不能过大。此外，老人和儿童用药量还要适当减少，慎重使用。

（二）注意服用方法

不同的藏成药有不同的服用方法，口服散是直接供内服的散剂，可用温开水直接送服。汤散则需用水煎（或开水泡）后，过滤，药汁供内服，注意不可与药渣同服。煮散则是药物用水煎煮后，汤和药一起内服。外用药切不可内服，特别是带有毒性的藏成药外用制剂，更不能入口，以免中毒。

（三）注意服用的时间

一般内服藏成药多以丸、散剂为主，通常每天服2～3次；但服用时间另有规定的，如"七十味珍珠丸"每隔3～7天服用一次。这些规定主要是根据用药的目的和药物的性质而定。

（四）注意禁忌证

有些藏成药虽然其功效与患者所患疾病症状相符，但在某些情况下却不可使用。如清热解毒、避瘟除疠的"大黄药散"，由于唐古特乌头、麝香、铁棒锤等药材的药性剧烈，故儿童、老人、孕妇及体弱者禁服。另外，尚需注意服药后的一些饮食禁忌，如服用"五味甘露滋补丸"后不宜食冷饮，及酸、辛辣等食物；服用滋补、抗衰老、强身防病的"常觉"期间，除不能食用酸、腐、生冷、油腻之物外，还需防止受凉，禁止房事；药浴用的"药浴五味甘露汤"，高血压、心脏病、高热及妇女行经期禁浴。综上所述，藏成药应按一定的要求服用和使用，切不可随意而用，更不可忽视上述的注意事项。

此外，对于一些急重病症，如高热持续不退、神昏、抽搐、休克等危重病人，要及时送往附近医院急救，切不可盲目服药，以免耽误病人的救治时间。

第二节　散剂

黄药解毒散

【藏药名】曼赛青毛

【拼音名】Huangyao Jiedu San

【处方】羌活 35 g、天竺黄 15.6 g、牛黄 15.5 g、铁棒锤（根）12.5 g、榜嘎 11 g、檀香 10.5 g、西红花 7.5 g、渣驯膏 7.5 g、安息香 7.5 g、镰形棘豆 7.5 g、铁棒锤（幼苗）1.05 g、麝香 0.5 g。

【制法】以上十二味，除牛黄、西红花、麝香另研细粉外，其余共研成细粉，过筛，加入牛黄、西红花、麝香细粉，混匀，即得。

【性状】本品为淡黄色粉末；气微香，味微苦。

【检查】应符合散剂项下有关的各项规定。

【功能与主治】清热解毒。用于"赤巴"入脉道、眼黄、瘟疫、眩晕等。

【用法与用量】一次 1 g，一日 2 次，

【规格】每袋装 10 g。

【注意】儿童、老人、孕妇及体弱者禁服。

【贮藏】密闭，置阴凉干燥处。

石榴健胃散

【藏药名】赛朱当乃

【拼音名】Shiliu Jianwei San

【处方】石榴子750 g、红花375 g、肉桂120 g、荜茇75 g、豆蔻60 g。

【制法】以上五味，粉碎成细粉，过筛，混匀，即得。

【性状】本品为浅红棕色粉末；气微香，味酸、辣。

【鉴别】同丸剂。

【检查】应符合散剂项下的有关规定。

【功能与主治】温胃益火，化滞除湿，温通脉道。用于消化不良、食欲不振、寒性腹泻等。

【用法与用量】一次1.2 g，一日2～3次。

【规格】每袋装12 g。

【贮藏】密闭，置阴凉干燥处。

血骚普清散

【藏药名】查楚更赛

【拼音名】Xiesao Puqing San

【处方】寒水石（制）85 g、藏紫草85 g、余甘子35 g、巴夏嘎15 g、藏木香13 g、天竺黄10.5 g、甘草5 g、牛黄1 g。

【制法】以上八味，除牛黄另研细粉外，其余共研成细粉，过筛，加入牛黄细粉，混匀，即得。

【性状】本品为紫色的粉末；气微，味微甜、甘。

【检查】应符合散剂项下有关的各项规定。

【功能与主治】清热解毒，凉血。用于血热症。

【用法与用量】一次1.5 g，一日3次。

【规格】每袋装10 g。

四味止泻木汤散

【藏药名】恩扎西汤

【拼音名】Siwei Zhixiemu Tangsan

【处方】止泻木子240 g、榜嘎200 g、力嘎都200 g、木香马兜铃200 g。

【制法】以上四味，粉碎成细粉；气微，味苦。

【鉴别】取本品置显微镜下观察：草酸钙簇晶较多，单个散在，直径7.5～21μm，晶瓣多锐尖；导管以梯纹为主，梯形纹孔窄，直径18～27μm；木薄壁细胞无色，长圆形，壁厚约6μm，细胞中充满淀粉粒；石细胞单个或成群，淡黄色，多边形、类三角形、类方形或楔形，长径20～100μm。

【检查】应符合散剂项下有关的各项规定。

【功能与主治】清热止泻。用于肠炎、胃炎、腹痛、泄泻、痢疾等。

【用法与用量】一次3 g，一日2次，水煎服。

【规格】每袋装12 g。

【贮藏】密闭，防潮。

五味马钱子汤散

【藏药名】果其阿汤

【拼音名】Wuwei Maqianzi Tangsan

【处方】悬钩木200 g、藏木香150 g、宽筋藤120 g、马钱子50 g、山奈50 g。

【制法】以上五味，粉碎成粗粉，过筛，混匀，即得。

【性状】本品为灰白色粗粉；气微，味苦、涩。

【检查】应符合散剂项下的有关各项规定。

【功能与主治】开胸，解郁行气，止痛。用于查龙病引起的胸胁疼痛，肩背胀痛，胸闷气短等。

【用法与用量】一次1～2 g，一日1～2次。

【规格】每袋装20 g。

【贮藏】密闭，防潮。

【方源】《藏医如意大全》。

六味余甘子汤散

【藏药名】阿苇周汤

【拼音名】Liuwei Yuganzi Tangsan

【处方】余甘子200 g、甘肃棘豆100 g、芫荽果75 g、冬葵果75 g、甘草50 g、全缘马先蒿40 g。

【制法】以上六味，粉碎成粗粉，过筛，混匀，即得。

【性状】本品为棕黄色粗粉；气微，味微甜、苦。

【检查】应符合散剂项下有关的各项规定。

【功能与主治】清热，利尿。用于热性尿闭。

【用法与用量】一次 3 g，1 日 2 次，水煎服。

【规格】每袋装 12 g。

【贮藏】密闭，置阴凉干燥处。

【方源】《藏医常用验方荟萃》。

七味兔耳草散

【藏药名】洒增屯巴

【拼音名】Qiwei Tuercao San

【处方】诃子 100 g、短穗兔耳草 100 g、熊胆 30 g、朱砂 50 g、姜黄 50 g、红花 50 g、手参 50 g。

【制法】以上七味，除熊胆外，其余六味粉碎成细粉，过筛，加入熊胆细粉，混匀，即得。

【性状】本品为红棕色粉末；气香，味苦，微甜。

【检查】应符合散剂项下有关的各项规定。

【功能与主治】补肾，涩精。用于遗精、遗尿。

【用法与用量】一次 0.9～1.5 g，一日 3 次。

【规格】每袋装 15 g。

【禁忌】孕妇慎用。

【注意事项】服药期间忌食酸、腐、生、冷、辣等食物。

【贮藏】密闭，置阴凉干燥处。

【方源】《藏医医决补遗》

八味红花清腑热散

【藏药名】诺才赛贝苦空杰巴

【拼音名】Bawei Honghua Qingfure San

【处方】榜嘎 150 g、木香马兜铃 150 g、天竺黄 150 g、止泻木子 150 g、力嘎都 150 g、又分蓼 150 g、红花 90 g、牛黄 3 g。

【制法】以上八味，除牛黄另研细粉外，其余粉碎成细粉，过筛，加入牛黄细粉，混匀，即得。

【性状】本品为棕黄色粉末；气微，味苦、涩。

【检查】应符合散剂项下有关的各项规定。

【功能与主治】消炎，止痢。用于腹痛、赤痢、肠炎。

【用法与用量】一次 1 g，一日 2～3 次或遵医嘱。

【规格】每袋装 10 g/瓶

【禁忌】孕妇慎用。

【注意事项】服药期间忌食酸、腐、生、冷、辣等食物。

【贮藏】密闭，防潮。

九味青鹏散

【藏药名】琼思格巴

【拼音名】Jiuwei Qingpeng San

【处方】铁棒锤（幼苗）50 g、诃子（去核）50 g、藏木香50 g、镰形棘豆50 g、力嘎都47.5 g、兔耳草47.5 g、丛服47.5 g、安息香27.5 g、翼首草10 g。

【制法】以上九味，粉碎成细粉，过筛，混匀，即得。

【性状】本品为浅黄色粉末；有特异臭气，味苦、涩、微麻。

【检查】应符合散剂项下有关的各项规定。

【功能与主治】清热止痛，制疖。用于瘟疡疾病。

【方源】《藏医医决补遗》。

十味乳香散

【藏药名】毕嘎久巴

【拼音名】Shiwei Ruxiang San

【处方】诃子150 g、余甘子120 g、乳香100 g、宽筋藤100 g、毛诃子100 g、决明子80 g、黄葵子80 g、木香85 g、巴夏嘎80 g、渣驯膏50 g。

【制法】以上十味，粉碎成细粉，过筛，混匀，即得。

【性状】本品为浅黄色粉末；气微香，味苦。

【鉴别】同丸剂。

【检查】应符合散剂项下有关的各项规定

【功能与主治】祛风燥湿，干"黄水"用于湿疹、类风湿性关节炎、痛风等风湿痹症，"黄水"病，皮肤病等。

【用法与用量】一次1 g，一日1～2次。

【方源】《藏医临床札记》。

十一味金色散

【藏药名】赛多居久

【拼音名】Shiyiwei Jinse San

【处方】蔷薇花100 g、诃子75 g、黑冰片50 g、石榴子40 g、角茴香40 g、酸藤果35 g、渣驯膏25 g、唐古特乌头26 g、铁棒锤20 g、波棱瓜子20 g、麝香2.5 g。

【制法】以上十一味，除麝香外，其余十味粉碎成细粉，过筛，加入麝香细粉混匀，即得。

【性状】本品为暗绿色粉末；气微香，味微苦、麻。

【鉴别】同丸剂。

【检查】应符合散剂项下有关的各项规定。

【功能与主治】清胆热，消炎。用于黄疸，胆结石，"察赤"病，中毒症，"培根赤巴"引起的头痛及胃肠病，"亚玛"病，黑"恰牙"等。

【用法与用量】一次2 g，一日2次。

【规格】每袋装20 g。

【贮藏】密闭，防潮。

十二味奇效汤散

【藏药名】催汤久尼

【拼音名】Shierwei Qixiao Tangsan

【处方】宽筋藤50 g、藏木香25 g、诃子（去核）25 g、毛诃子（去核）25 g、榜嘎15 g、秦艽花15 g、兔耳草15 g、丛服15 g、山奈3 g。

【制法】以上十二味，粉碎成粗粉，过筛，混匀，即得。

【性状】本品为灰黄色粗粉；气微香，味微苦、涩。

【检查】应符合散剂项下有关的各项规定。

【功能与主治】清热杀疗。用于热症、瘟症、流感、咳嗽等。

【用法与用量】一次1.6 g，一日2～3次，水煎服。

【规格】每袋装16 g。

【贮藏】密闭，置阴凉干燥处。

十三味草果散

【藏药名】果拉久松

【拼音名】Shisanwei Caoguo San

【处方】草果100 g、红花95 g、诃子90 g、荜茇90 g、木香90 g、豆蔻80 g、丁香80 g、茜草80 g、波棱瓜子70 g、紫草茸70 g、藏紫草70 g、甘松70 g、天竺黄60 g。

【制法】以上十三味，粉碎成细粉，过筛，混匀，即得。

【性状】本品为深灰色细粉；气香，味苦，微涩。

【检查】应符合散剂项下有关的各项规定。

【功能与主治】健脾胃。用于多种寒、热性脾病。

【用法与用量】一次 1.5 g，一日 2 次。

【规格】每袋装 15 g。

【贮藏】密闭，防潮。

十五味铁粉散

【藏药名】吉其交阿

【拼音名】Shiwuwei Tiefen San

【处方】铁粉（制）950 g、诃子 100 g、余甘子 100 g、金稼石 100 g、蒺藜 100 g、冬葵 100 g、螃蟹 100 g、烈香杜鹃 50 g、肉桂 50 g、石榴子 50 g、豆蔻 50 g、山奈 25 g、草芨 25 g、黑胡椒 25 g。

【制法】以上十五味，粉碎成细粉，过筛，混匀，即得。

【性状】本品为浅黑色粉末；气微，味咸、辣、涩。

【检查】应符合散剂项下有关的各项规定。

【功能与主治】利尿，消肿。用于"培根"病引起的浮肿、水肿、尿闭等。

【用法与用量】一次 1.5 g，一日 2～3 次。

【规格】每袋装 20 g。

十八味牛黄散

【藏药名】浪青美多久杰

【拼音名】Shibawei Niuhuang San

【处方】牛黄 35 g、沉香 25 g、天竺黄 17 g、红花 25 g、小伞虎耳草 25 g、渣驯膏 15 g、降香 9 g、余甘子 8.5 g、巴夏嘎 8 g、檀香 6.5 g、诃子 2.5 g、矮紫堇 5 g、木香 5 g、绿绒蒿 5 g、藏木香 5 g、芜荽果 5 g、甘青青兰 5 g、波棱瓜子 0.5 g。

【制法】以上十八味，除牛黄、渣驯膏另研细粉外，其余共研成细粉，过筛，加入牛黄、渣驯膏细粉，混匀，即得。

【性状】本品为灰棕色粉末；气微香，味苦、甘。

【检查】应符合散剂项下有关的各项规定。

【功能与主治】活血，化瘀。用于肝血增盛引起的胸背刺痛，"木布"增盛、肝胃不适等。

【用法与用量】一次 1 g，一日 2～3 次。

【规格】每袋装 10 g。

【贮藏】密闭，置阴凉干燥处。

二十味金汤散

【藏药名】赛汤久杰

【拼音名】Ershiwei Jin Tangsan

【处方】悬钩木 75 g、降香 70 g、鬼箭锦鸡儿 70 g、金色诃子 50 g、余甘子 50 g、藏木香 50 g、多刺绿绒蒿 50 g、宽筋藤 50 g、生等 50 g、藏茜草 40 g、沉香 40 g、木香 40 g、毛诃子 35 g、山奈 25 g、马钱子 25 g、乳香 25 g、安息香 25 g、紫草茸 25 g、肉豆蔻 10 g、丁香 10 g。

【制法】以上二十味，粉碎成粗粉，过筛，混匀，即得。

【性状】本品为紫红色粗粉；气微香，味苦、辣。

【检查】应符合散剂项下有关的各项规定。

【功能与主治】调合龙、赤巴、培根平衡，燥湿，消炎镇痛。用于"冈巴"病、血病和赤巴病，青腿牙疳，上体疼痛，呼吸急促，喘气。

【用法与用量】一次 3 g，一日 2 次，水煎服。

【规格】每袋装 30 g。

【贮藏】密闭，置阴凉干燥处。

二十六味余甘子散

【藏药名】久如尼埃

【拼音名】Ershiliuwei Yuganzi San

【处方】降香 100 g、余甘子 75 g、诃子 75 g、藏紫草 75 g、悬钩木 75 g、宽筋藤 75 g、沙棘膏 75 g、毛诃子 75 g、红花 65 g、藏茜草 60 g、藏木香 50 g、巴夏嘎 50 g、兔耳草 50 g、紫草茸 50 g、石斛 50 g、甘青青兰 50 g、绿绒蒿 40 g、木香 40 g、翼首草 40 g、小伞虎耳草 40 g、渣驯膏 35 g、木香马兜铃 30 g、力嘎都 30 g、波棱瓜子 25 g、芫荽 15 g、牛黄 10 g。

【制法】以上二十六味，除牛黄外，其余粉碎成细粉，过筛，加入牛黄细粉，混匀，即得。

【性状】本品为紫红色粉末；味苦，微酸。

【检查】应符合散剂项下有关的各项规定。

【功能与主治】凉血降压。用于高血压症，血病和扩散伤热引起的胸背疼痛，胃肠溃疡出血，吐酸，肝胆疼痛，各种木布症。

【用法与用量】一次 1.2 g，一日 2～3 次。

【规格】每袋装 12 g。

【贮藏】密闭，防潮。

二十六味通经散

【藏药名】查西尼周

【拼音名】Ershiliuwei Tongjing San

【处方】鬼箭锦鸡儿 75 g、降香 50 g、红花 50 g、沙棘膏 50 g、余甘子 50 g、诃子 50 g、鬼臼 50 g、藏紫草 50 g、藏木香 50 g、假耧斗菜 50 g、冬葵果 40 g、小伞虎耳草 40 g、巴夏嘎 40 g、紫草茸 40 g、藏茜草 40 g、甘青青兰 40 g、寒水石（制）35 g、兔耳草 35 g、英藜 30 g、毛诃子 25 g、硼砂 25 g、山矾叶 25 g、束花报春 25 g、羚羊角 20 g、火硝 20 g、朱砂 10 g。

【制法】以上二十六味，除朱砂、羚羊角另研细粉外，其余共研成细粉，过筛，加入朱砂、羚羊角细粉串研，混匀，即得。

【性状】本品为棕褐色粉末；气微香，味苦、涩。

【检查】应符合散剂项下有关的各项规定。

【功能与主治】止血散瘀，调经活血。用于"木布"病，胃肠溃疡出血，肝血增盛，月经不调，闭经，经血逆行，血瘀症痕，胸背疼痛等。

【用法与用量】一次 2 g，一日 2 次。

【规格】每袋装 20 g。

【贮藏】密闭，防潮。

二十九味羌活散

【藏药名】朱那尼古

【拼音名】Ershijiuwei Qianghuo San

【处方】安息香 25 g、镰形棘豆 25 g、沉香 25 g、牛心血 25 g、黑冰片 25 g、结血蒿膏 25 g、北豆根 25 g、小伞虎耳草 25 g、降香 25 g、天竺黄 25 g、红花 25 g、力嘎都 25 g、少花延胡索 25 g、渣驯膏 25 g、角茴香 25 g、榜嘎 25 g、多刺绿绒蒿 25 g、熏倒牛 25 g、丁香 25 g、波棱瓜子 25 g、打箭菊 25 g、藏菖蒲 10 g、羌活 10 g、铁棒锤（根）牛黄 10 g、硫黄 10 g、铁棒锤（幼苗）5 g、铁棒锤（叶）5 g、麝香 5 g。

【制法】以上二十九味，除牛黄、麝香另研细粉外，其余粉碎成细粉，过筛，加入牛黄、麝香细粉，混匀，即得。

【性状】本品为浅灰褐色粉末；气微香，味苦。

【检查】应符合散剂项下有关的各项规定。

【功能与主治】清热消炎，镇痛杀疡。用于瘟疠疾病、痢疾、白喉、疫黄、痘疹、炭疽等。

【用法与用量】一次16 g，一日2次，用宽筋藤汤或热开水送服。

【规格】每袋装8 g。

【注意】小儿及体衰者慎用，或遵医嘱。

【贮藏】密闭，置阴凉干燥处。

第三节　丸剂

驱虫丸

【藏药名】其美森赛日布

【拼音名】Quchong Wan

【处方】酸藤果120 g、诃子25 g、藏菖蒲15 g、木香10 g、铁棒锤5 g、麝香5 g。

【制法】以上六味，除麝香另研细粉外，其余共研成细粉，过筛，加入麝香细粉，混匀，加适量水泛丸，干燥，即得。

【性状】本品为褐色水丸；气香，味涩。

【检查】应符合丸剂项下有关的各项规定。

【功能与主治】杀虫，驱虫。用于杀除头虫、牙虫、肠道寄生虫。对"年虫""急腹痛"有特效。

【用法与用量】小儿用药。口服，一次1丸，一日2次；或晚上临睡时塞入肛门1丸。

【规格】每丸重0.2 g。

【贮藏】密闭，防潮。

【方源】《藏医如意大全》。

安神丸

【藏药名】森得日布

【拼音名】Anshen Wan

【处方】槟榔50 g、沉香40 g、红糖25 g、木香25 g、广枣20 g、山奈20 g、丁香15 g、黑胡17.5 g、荜茇15 g、铁棒锤15 g、肉豆蔻12.5 g、紫硇砂7.5 g、兔心7.5 g、野牛心7.5 g、阿魏5 g。

【制法】以上十五味，除红糖外，其余粉碎成细粉，过筛，混匀，用红糖加适量水泛丸，干燥，即得。

【性状】本品为棕色水丸；具蒜臭，味辛。

【功能与主治】养心安神，抑风。用于龙失调引起的风入命脉、神经官能症、神昏谵语、多梦、耳鸣、心悸颤抖、癫狂、哑结等。

【用法与用量】一次2～3丸，一日2次。

【规格】每丸重0.3 g。

【贮藏】密闭，置阴凉干燥处。

加味白药丸

【藏药名】嘎布周觉日布

【拼音名】Jiawei Baiyao Wan

【处方】碱花150 g、寒水石（制）100 g、藏木香100 g、硼砂80 g、干姜50 g、鹫粪50 g、光明盐30 g。

【制法】以上七味，粉碎成细粉，过筛，混匀，用水泛丸，干燥，即得。

【性状】本品为灰白色水丸；味咸，微酸、辛。

【检查】应符合丸剂项下有关的各项规定。

【鉴别】取本品粉末2 g，加水10 mL，振摇5 min，过滤，滤液用稀盐酸调至中性，加醋酸氧铀锌试液，即生成黄色沉淀。另取滤液3 mL，加热至干，加硫酸混合后，加甲酸，点火燃烧，即发生边缘带绿色的火焰。

【功能与主治】健胃消食。用于消化不良、胃腹胀痛、肠鸣，食欲不振等。

【用法与用量】一次3丸，一日2～3次。

【规格】每10丸重5 g。

【贮藏】置阴凉干燥处。

巴桑母酥油丸

【藏药名】巴三曼玛尔

【拼音名】Basangmu Suyou Wan

【处方】诃子175 g、黄精160 g、天冬160 g、西藏棱子芹160 g、蒺藜160 g、喜马拉雅紫茉莉160 g、毛诃子150 g、余甘子125 g。

【制法】以上八味，捣碎，加水10000 mL，煎汤至3000 mL，过滤，除去药渣，加入牛奶4000 mL，浓缩至4000 mL，再加入融化除去杂质的酥油10000 mL，将上述药液浓缩至10000 mL，过滤，待药液冷却后，加入粉碎的白糖、炼蜜共1250 g，制丸，即得。（可按病情添加其他药物）

【性状】本品为浅棕红色酥油丸；气微香，味甘、酸、咸、涩。

【检查】应符合丸剂项下有关的各项规定。

【功能与主治】壮阳益肾，养心安神，强筋骨。用于心悸失眠、脾胃不和、老年虚弱、经络不利、肢体僵直、肾虚、阳痿不举、虚损不足症等。

【用法与用量】一次1丸，冬春季每晚服用1丸。

【规格】每丸重9 g。

【注意】高血压、胆病患者禁用。

【贮藏】密闭，置阴凉干燥处。

回生甘露丸

【藏药名】堆子其岁日布

【拼音名】Huisheng Ganlu Wan

【处方】肉草果150 g、石灰华75 g、短穗兔耳草65 g、红花50 g、石榴子50 g、甘草50 g、力嘎都50 g、沙棘果膏50 g、绿绒蒿50 g、兔耳草50 g、蚤缀50 g、肉桂40 g、葡萄40 g、木香40 g、檀香25 g、香旱芹子25 g、牛黄2 g。

【制法】以上十七味，除牛黄、沙棘果膏外，其余粉碎成细粉，与牛黄配研，过筛，混匀，用沙棘果膏加适量水泛丸，干燥，即得。

【性状】本品为棕褐色水丸；味酸、甘。

【鉴别】

1.取本品细粉1 g，加水适量调成稀糊状，滴加稀盐酸即发生白色气泡。

2.取本品粉末5 g，加乙醚15 mL，超声处理1 h，过滤。滤液挥发至约2 mL作为供试品。另取桂皮对照药材细粉2 g，同法制成对照药材溶液，照薄层色谱法试液。吸取上述两种溶液各10 μL，分别点于同一硅胶G薄层板上，用石油醚-

醋酸乙酯液（9∶1）为展开剂，展开，取出晾干。喷5%的香草醛硫酸液，用电热风吹至斑点清晰。供试品色谱中，在与对照药材色谱相应的位置上显相同的颜色斑点。

【检查】应符合丸剂项下有关的各项规定。

【功能与主治】滋阴养肺，制菌排脓。用于肺脓肿、肺结核、体虚气喘、新旧肺病等。

【用法与用量】一次1～2g，一日1～2次。

【规格】每10丸重2.5g。

【贮藏】密闭，防潮。

达斯玛保丸

【藏药名】达斯玛保日布

【拼音名】Dasimabao Wan

【处方】诃子50g、榜嘎40g、翼首草40g、金腰子40g、藏茜草25g、镰形棘豆25g、多刺绿绒蒿25g、兔耳草25g、安息香25g、藏木香25g、铁棒锤25g、紫草茸20g、木香20g、止泻木子15g、麝香0.5g。

【制法】以上十五味，除麝香另研细粉外，其余共研成细粉，过筛，加入麝香细粉，混匀，用水泛丸，阴干，即得。

【性状】本品为红棕色水丸；具特异香气，味苦。

【检查】应符合丸剂项下有关的各项规定。

【功能与主治】清热解毒，消炎杀疬。用于脑膜炎、流行性感冒、肺炎、咽炎、疮疡及各种瘟痴疾病。

【用法与用量】一次4丸，一日1～2次。

【规格】每丸重0.3g。

【贮藏】密闭，置阴凉干燥处。

智托洁白丸

【藏药名】智托日嘎

【拼音名】Zhituo Jiebai Wan

【处方】寒水石200g、诃子180g、矮紫堇120g、兔耳草120g、木香120g、渣驯膏100g、蜂蜜50g。

【制法】以上七味，除渣驯膏、蜂蜜外，其余粉碎成细粉，过筛，混匀，用渣驯膏、蜂蜜加适量水泛丸，干燥，即得。

【性状】本品为灰白色水蜜丸；味酸，苦。

【鉴别】

1.取样品0.5 g，研碎，加10 mL水及稀盐酸，煮沸（调pH 4～5），冷却后过滤，滤液用NaOH试液调节至中性或碱性（pH 8～9），放置片刻取上清液，加草酸铵试液4～5滴，即发生灰黄色沉淀，分离所得沉淀不溶于醋酸，但溶于盐酸。

2.取本品3 g，研碎，加乙醇20 mL，超声处理1 h，过滤，滤液挥发至约1 mL，作为供试品溶液。另取木香、兔耳草药材粉末各0.5 g，同法制成对照药材溶液。照薄层色谱法试验，吸取上述三种溶液各10 μL，分别点于同一硅胶G薄层板上，以正己烷-醋酸乙酯（9∶1）为展开剂，展开，取出，晾干，喷以1%茴香醛硫酸溶液，电热风吹至斑点清晰。供试品色谱中，在与对照药材色谱相应的位置上，显相同颜色的斑点。

【检查】应符合丸剂项下有关的各项规定。

【功能与主治】清胃热，制酸，止咳。用于慢性胃炎、培根"木布"胃痛、呕吐酸水、咳嗽、音哑、胃部壅寒、呼吸不畅等。

【用法与用量】一次2～3丸，一日3次。

【规格】每10丸重14 g。

【贮藏】密闭，置阴凉干燥处。

坐珠达西

【藏药名】坐珠达西

【拼音名】Zuozhu Daxi

【处方】寒水石、石灰华、天竺黄、船形乌头、西红花、肉豆蔻、草果、西红花、熊胆、牛黄、麝香等35味药物制成。

【性状】本品为黑色的水丸；气芳香，味甘、涩、微苦。

【鉴别】

1.取本品粉末1 g，加稀盐酸10 mL，置水浴上加热10 min，过滤，取滤液2 mL，加亚铁氰化钾试液，即生成蓝绿色沉淀，分离沉淀在稀盐酸中不溶，但加氢氧化钠试液，即分解成棕色沉淀。另取滤液2 mL，加硫氰酸铵试液，即显血红色。

2.取本品粉末1 g，加盐酸4 mL及小铜片或铜丝2块，加热煮沸，铜片或铜丝由黄色变为银白色。

3.取本品粉末3 g，加氯仿-乙醇浓氨溶液0.5 mL，密塞，振摇5 min，放置2 h，过滤，滤液作为供试品溶液。另取船形乌头对照材料1 g，同法制成对照药材溶液。照薄层色谱法试验，吸取上述两种溶液各10 μL，分别点于同一硅胶G薄层板上，用甲苯-丙酮-乙醇-浓氨试液（4:5:0.6:0.4）展开，取出，晾干，置紫外光灯（365 nm）下检视。供试品色谱中，在与对照药材色谱相应的位置上，显相同的橘红色斑点。

【检查】应符合丸剂项下有关的各项规定。

【功能与主治】疏肝，健胃，清热，愈溃疡，消肿。用于"木布"病迁延不愈，胃脘嘈杂，灼痛，肝热痛，消化不良，呃逆，吐泻胆汁，坏血和烟汁样物（即赤白痢疾），急腹痛，黄水病，脏腑痞瘤，食物中毒以及陈旧内科疾病，浮肿，水肿等。

【用法与用量】一次1丸，每2～3日1丸，清晨开水泡服。

【规格】每丸重1 g。

【注意】忌用酸、腐、生冷、油腻食物。

【贮藏】密闭，置阴凉干燥处。

石榴健胃丸

【藏药名】赛朱当乃日布

【拼音名】Shiliu Jianwei Wan

【处方】石榴子750 g、红花375 g、肉桂120 g、荜茇75 g、豆蔻60 g。

【制法】以上五味粉碎成细粉，过筛，混匀，用水泛丸，干燥，即得。

【性状】本品为棕褐色水丸；气香，味酸，微辣。

【鉴别】

1.取本品置显微镜下观察：石细胞类圆形、长方形、多角形或不规则，直径25～88 μm；花粉粒类圆或橄榄形，直径约50 μm，具3个萌发孔，含黄棕色至红棕色分泌物；纤维大多单个散在，长梭形，长195～920 μm，直径约50 μm；可见草酸钙簇晶、方晶和细小的草酸钙针晶。

2.取本品粉末2 g，加乙醇20 mL，超声处理30 min，过滤，滤液浓缩至2 mL，作为供试品溶液；另取石榴药材11 g，加乙醇3 mL，超声处理30 min，取上清液作为对照药材溶液。吸取上述两种溶液各5 μL，分别点于同一硅胶 G 薄层板上，照薄层色谱法试验，以氯仿-甲醇（6:4）作为展开剂，展开，取出，晾干，喷以10%硫酸乙醇溶液，在100～110 ℃下烘烤至斑点清晰，供试品色谱中，在与对照品色谱相应的位置上，显相同颜色的斑点。

【检查】应符合丸剂项下有关的各项规定。

【功能与主治】温胃益火。用于消化不良、食欲不振、寒性腹泻等。

【用法与用量】一次2～3丸，一日2～3次。

【规格】每10丸重6 g。

【贮藏】密闭，置阴凉干燥处。

五味黄连丸

【藏药名】娘寨阿贝日布

【拼音名】Wuwei Huanglian Wan

【处方】黄连300 g、诃子200 g、红花160 g、渣驯膏80 g、麝香1 g。

【制法】以上五味，除麝香、渣驯膏外，其余粉碎成细粉，再与麝香配研，过筛，混匀，用渣驯膏加适量水泛丸，干燥，即得。

【鉴别】

1.取本品，置显微镜下观察：石细胞单个或成群，类圆形、长方形、纺锤形、类多角形或椭圆形，直径25~64 μm，长约102 μm，纹孔及孔沟明显。草酸钙结晶聚集于薄壁细胞中，呈颗粒状，棱形或类方形，直径2~14 mm。花粉粒圆球形或椭圆形，直径39~60 μm，外壁有齿状突起及疣状雕纹，萌发孔3个。

2.取本品1 g，研细，加甲醇10 mL，置水浴上加热回流15 min，过滤，滤液浓缩至1 mL，作为供试品溶液。另取黄连对照药材0.5 g，同法制成对照药材溶液。再取盐酸小檗碱对照品，加甲醇制成每1 mL含0.5 mg的溶液，作为对照品溶液。照薄层色谱法试验，吸取上述三种溶液各5 μL，分别点于同一硅胶G薄层板上，以醋酸乙酯-甲酸-水（6:1:1）为展开剂，展开，取出，晾干，置紫外光灯（365 nm）下检视，供试品色谱中，在与对照药材色谱及对照品色谱相应的位置上，显相同的黄色荧光斑点。

3.取本品1 g，研细，加水适量，振摇片刻，过滤。取滤液1 mL，加三氯化铁试液2滴，产生蓝黑色沉淀，另取滤液1 mL，加醋酸铅试液2滴，产生絮状沉淀。

【检查】应符合丸剂项下有关的各项规定。

【功能与主治】消炎，止泻，止痛。用于胃肠炎、久泻腹痛、胆偏盛引起的厌食等。

【用法与用量】一次1~2 g，一日2~3次。

【规格】每60丸重1 g。

【贮藏】密闭，置阴凉干燥处。

六味能消丸

【藏药名】西切周巴日布

【拼音名】Liuwei Nengxiao Wan

【处方】碱花180 g、寒水石150 g、大黄120 g、诃子95 g、干姜60 g、藏木香35 g。

【制法】以上六味粉碎成细粉，过筛，混匀，用水泛丸，干燥，即得。

【性状】本品为棕褐色水丸；味咸、辛。

【鉴别】取本品粉末1 g，研细，加甲醇15 mL，水浴上回流提取10 min，过滤，取滤液加盐酸（1→2）溶液，红色消退，再加氢氧化钠试液碱化，溶液显红色，加30%过氧化氢溶液，加热后红色不完全消失，再加盐酸（1→2）酸化，红色消失，加氢氧化钠试液碱化，溶液又显红色。

【检查】应符合丸剂项下有关的各项规定。

【功能与主治】助消化，消肿，理风和胃。用于食物中毒症、积食不化、胃疼痛、胸腹肿胀、大便干燥、难产、胞衣脱落难等。

【用法与用量】一次2～2.5 g，一日2次。

【规格】每10丸重6 g。

【贮藏】密闭，防潮。

七味消肿丸

【藏药名】保门敦贝日布

【拼音名】Qiwei Xiaozhong Wan

【处方】余甘子300 g、甘青青兰200 g、红花150 g、绿绒蒿150 g、榜嘎100 g、巴夏嘎80 g、波棱瓜子40 g。

【制法】以上七味粉碎成细粉，过筛，混匀，用水泛丸，干燥，即得。

【性状】本品为灰黑色水丸；味酸，微苦。

【鉴别】

1.取本品置显微镜下观察：中果皮薄壁细胞类圆形，内含草酸钙簇晶，直径48～60 μm，花柱碎片，深黄色，表皮细胞分化成单细胞毛，呈圆锥形，平直或稍弯曲。星状细胞不规则，联结成团；花粉粒众多，黄色，球形，表面有疣状突起；花柱表皮细胞呈短绒毛状，壁薄；导管以梯纹为主，梯形纹孔窄，直径18～27 μm；叶片表皮细胞表面不规则，有非腺毛痕，气孔不定式，副卫细胞4～5个。

2.取本品粉末2 g，加80%丙酮5 mL，振摇浸取10 min，放置，取上清液作为供试品。另取红花对照药材0.4 g，同法制成对照药材溶液。照薄层色谱法试验。吸取上述两种溶液各10 μL，分别点于用0.2%羧甲基纤维素钠溶液制备的硅胶G薄层板上，以醋酸乙酯-甲酸-水（8：2：2）为展开剂，展开，取出，晾干。供试品色谱中，在与对照药材色谱相应位置上，显相同的红色斑点。

3.取本品粉末2 g，加浓氨试液润湿，加醋酸乙酯6 mL，振摇10 min，放置，上清液作为供试品。另取绿绒蒿对照药材0.4 g，同法制成对照药材溶液。照薄层色谱法试验，吸取上述两种溶液各20 μL，分别点于同一用0.2%羧甲基纤维素钠溶液制备的硅胶G薄层板上。以环己烷-醋酸乙酯（6：1）为展开剂，展开，取出，晾干，于紫外光灯（365 nm）下检视，供试品色谱中，在与对照药材色谱相应位置上，显相同颜色的荧光斑点。

【检查】应符合丸剂项下有关的各项规定。

【功能与主治】清热消肿。用于热性水肿、口渴、尿少、气喘、腹水等。

【用法与用量】一次4～5丸，一日2～3次。

【规格】每10丸重5 g。

【贮藏】密闭，置阴凉干燥处。

八味沉香丸

【藏药名】阿嘎杰巴日布

【拼音名】Bawei Chenxiang Wan

【处方】木香175 g、沉香100 g、肉豆蔻100 g、广枣100 g、诃子100 g、木棉花75 g、乳香50 g、石灰华50 g。

【制法】以上八味，粉碎成细粉，过筛，混匀，用水泛丸，干燥，即得。

【性状】本品为黄棕色水丸；气芳香，味咸、涩、微苦。

【鉴别】

1.取本品粉末置显微镜下观察：草酸钙柱晶存在于薄壁细胞中或散在；菊糖多见，表面显放射状纹理；非腺毛碎片多见，壁稍厚，平直或稍弯曲，有的胞腔中含深色颗粒状物；内果皮石细胞呈类圆形、椭圆形、长条形或不规则形，有的延长呈纤维状，或有分枝，直径14～72 μm，长25～294 μm，壁厚，孔沟明显，有的胞腔内含黄棕色物。

2.取本品粉末3 g，加丙酮15 mL超声处理30 min，过滤，滤液浓缩至2 mL，作为供试品溶液。另取沉香0.35 g、乳香0.18 g同法分别制成对照药材溶液。照薄层色谱法试验，吸取上述三种溶液各10 mL，分别点于同一硅胶G薄层板上，以甲苯-丙酮-甲酸（8：1：0.2）为展开剂，展开，取出，晾干。置紫外光灯（365 nm）下检视，供试品色谱中，在与沉香对照药材色谱相应位置上，显相同颜色的斑点；喷以5%香草醛浓硫酸溶液，90 ℃烘烤5 min，供试品色谱中，在与乳香对照药材色谱相应位置上，显相同颜色的斑点。

【检查】应符合丸剂项下有关的各项规定。

【功能与主治】清心热，宁心，安神，开窍。用于热病攻心、神昏谵语、心前区疼及心脏外伤。

【用法与用量】一次1～1.5g，一日2～3次。

【规格】每10丸重3g。

【贮藏】密闭，置阴凉干燥处。

九味渣驯丸

【藏药名】渣驯古巴日布

【拼音名】Juwei Zhaxun Wan

【处方】渣驯膏315g、红花315g、豆蔻315g、榜嘎315g、异叶青兰315g、诃子（去核）315g、力嘎都315g、熊胆1g、麝香0.5g。

【制法】以上九味，除渣驯膏、麝香、熊胆另研细粉外，其余共研成细粉，过筛，加入麝香、熊胆细粉，混匀，用渣驯膏加适量水泛丸，阴干，即得。

【性状】本品为黄褐色水丸；气微香，味苦、辛。

【检查】应符合丸剂项下有关的各项规定。

【功能与主治】清热解毒，活血凉血。用于胃中血热、胆热症、胃炎、胃出血、赤巴引起的热症等。

【用法与用量】一次4～5丸，一日3次。

【规格】每丸重0.5g。

【贮藏】密闭，置阴凉干燥处。

十味豆蔻丸

【藏药名】素麦居巴日布

【拼音名】Shiwei Doukou Wan

【处方】冬葵果75g、山奈50g、螃蟹40g、芒果核40g、蒲桃40g、大托叶云实40g、豆蔻25g、荜茇25g、光明盐20g、麝香2g。

【制法】以上十味，除麝香另研细粉外，其余共研细粉，过筛，加入麝香细粉，混匀，用水泛丸，干燥，即得。

【性状】本品为褐黄色水丸；气微，味甜、辣。

【检查】应符合丸剂项下有关的各项规定。

【功能与主治】补肾，排石。用于肾寒症，膀胱结石，腰部疼痛，尿频、尿闭。

【用法与用量】一次4～5丸，一日2次。

【规格】每丸重0.25 g。

【贮藏】密闭，置阴凉干燥处。

十一味甘露丸

【藏药名】堆子久吉日布

【拼音名】Shiyiwei Ganlu Wan

【处方】寒水石（制）200 g、诃子200 g、甘青青兰180 g、藏木香150 g、石灰华100 g、沉香100 g、木香80 g、广枣70 g、木棉花60 g、乳香50 g、肉豆蔻40 g。

【制法】以上十一味粉碎成细粉，过筛，混匀，用水泛丸，干燥，即得。

【性状】本品为黄色水丸，味酸，苦、涩麻。

【鉴别】

1.取本品粉末5 g，加水30 mL，浸泡3 min，过滤，取滤液2 mL，加三氯化铁试液3滴，产生深蓝色沉淀。另取滤液2 mL，加盐酸1滴，再加明胶试液2滴，产生白色沉淀。

2.取本品7粒（约2 g），研细，加丙酮10 mL浸泡1 h，取上清液作为供试品。另取沉香对照药材1 g，用同法制成对照药材溶液。照薄层色谱法试验，分别吸取上述两种溶液各10 mL，点于同一硅胶G薄层板上，以苯-丙酮（9∶1）为展开剂，展开，晾干，喷以5%香草醛试液。供试品色谱中，在与对照药材色谱相应的位置上，显相同的紫红色斑点。

【检查】应符合丸剂项下有关的各项规定。

【功能与主治】养心安神，调和气血。用于"宁龙"病及"培龙"病引起的头痛、心区疼痛、心悸、背胀、烦闷、烦躁等。

【用法与用量】一次3～4丸，一日2～3次。

【规格】每丸重0.3 g。

【贮藏】置阴凉干燥处。

萨热十三味鹏鸟丸

【藏药名】萨热恰琼久松日布

【拼音名】Sare Shisanwei Pengniao Wan

【处方】木香500 g、禹粮石250 g、诃子100 g、肉豆蔻75.5 g、藏菖蒲65 g、

沉香50 g、铁棒锤50 g、珊瑚40 g、甘草膏40 g、珍珠25 g、磁石25 g、丁香20 g、麝香7.5 g。

【制法】以上十三味，除麝香、珊瑚、珍珠、甘草膏外，其余共研成细粉，过筛。加入珊瑚、珍珠细粉，混匀。用麝香、甘草膏加适量水泛丸，再用银珠包衣，阴干，即得。

【性状】本品为红棕色水丸；气香，味涩、甘。

【检查】应符合丸剂项下有关的各项规定。

【功能与主治】消炎止痛，通经活络，醒脑开窍。用于中风，"白脉病"引起的口眼歪斜，麻木瘫痪，脉管炎，腱鞘炎，四肢关节不利，麻风等。

【用法与用量】一次5～6丸，一日3次。

【规格】每丸重1 g。

【贮藏】密闭，置阴凉干燥处。

十四味羚牛角丸

【藏药名】加如久西日布

【拼音名】Shisiwei Lingniujiao Wan

【处方】喜马拉雅紫茉莉180 g、石榴子150 g、红花150 g、羚牛角100 g、降香100 g、藏茜草100 g、紫草茸100 g、鹿角100 g、水牛角50 g、圆柏膏50 g、豆蔻40 g、肉豆蔻40 g、朱砂30 g、熊胆2 g。

【制法】以上十四味，除朱砂、熊胆、圆柏膏外，其余粉碎成细粉，加入朱砂、熊胆细粉，过筛，混匀，用圆柏膏加适量水泛丸，干燥，即得。

【性状】本品为棕红色水丸；气微，味微苦。

【鉴别】

1.取本品粉末置显微镜下观察：草酸钙针晶众多，散在；具缘纹孔导管巨大，完整者直径约至300 μm，多破碎，具缘纹孔大而清晰，管腔内含红棕色或黄棕色分泌物。

2.取本品粉末2 g，加乙醚10 mL振摇提取1 h，过滤，滤液置分液漏斗中，用水洗两次，每次10 mL，分取乙醚液5 mL，挥发干，残渣加新制的5%香草醛硫酸溶液1～2滴，显紫红色。

【检查】应符合丸剂项下有关的各项规定。

【功能与主治】活血化瘀，调经。用于子宫瘀血，月经不调，腰部酸痛，下腹痛。

【用法与用量】一次2丸，一日2～3次。

【禁忌】酸、冷、酒。

【规格】每丸重0.3 g。

【贮藏】密闭，置阴凉干燥处。

十五味龙胆花丸

【藏药名】邦间久埃日布

【拼音名】Shiwuwei Longdanhua Wan

【处方】白花龙胆300 g、诃子300 g、石灰华260 g、余甘子240 g、毛诃子200 g、宽筋藤200 g、无茎芥200 g、木香160 g、巴夏嘎160 g、甘草160 g、檀香150 g、沉香150 g、广枣100 g、丁香80 g、肉豆蔻60 g。

【制法】以上十五味，粉碎成细粉，过筛，混匀，用水泛丸，干燥，即得。

【性状】本品为棕灰色水丸；气微香，味甘、辛、苦。

【检查】应符合丸剂项下有关的各项规定。

【功能与主治】清热理肺，止咳化痰。用于支气管炎和肺气肿，咳嗽气喘，声嘶音哑。

【用法与用量】一次6～8丸，一日3次。

【规格】每10丸重3 g。

【贮藏】密闭，置阴凉干燥处。

十六味杜鹃花丸

【藏药名】达里居周日布

【拼音名】Shiliuwei Dujuanhua Wan

【处方】沉香500 g、烈香杜鹃400 g、石榴子100 g、红花80 g、石灰华70 g、肉桂50 g、力嘎都50 g、甘草50 g、木香50 g、广枣40 g、荜茇30 g、葡萄30 g、螃蟹30 g、丁香20 g、豆蔻20 g、肉豆蔻10 g。

【制法】以上十六味；粉碎成细粉，过筛，混匀，用水泛丸，干燥，即得。

【性状】本品为棕色水丸，具有香气，味辛、微甘。

【鉴别】取本品粉末2 g，氨水润湿，加乙醚10 mL，振摇10 min，静置，取上清液作为供试品溶液。另取对照药材杜鹃花0.8 g，同法制成对照溶液。照薄层色谱法试验，吸取上述两种溶液各10 μL，分别点于同一硅胶G薄层板上，以环己烷-醋酸乙酯-甲酸（8：2：0.1）为展开剂，展开，取出，晾干，于紫外光灯（254 nm）下检视。供试品色谱中，在与对照药材色谱相应位置上，显相同的一个灰蓝色荧光斑点。

【检查】应符合丸剂项下有关的各项规定。

【功能与主治】益气消食，利尿止咳。用于浮肿，消化不良，腹胀疼痛，咳嗽音哑，头昏，头晕及水土不适。

【用法与用量】一次4～5丸，一日3次。

【规格】每丸重0.5 g。

【贮藏】密闭，置阴凉干燥处。

十七味大鹏丸

【藏药名】琼青久登日布

【拼音名】Shiqiwei Dapeng Wan

【处方】诃子76 g、铁棒锤76 g、木香25 g、银朱23 g、紫草茸22 g、刀豆17.5 g、藏菖蒲15 g、豆蔻12.5 g、山矾叶12 g、冬葵11 g、珍珠母10.5 g、熊胆8 g、京墨7.5 g、藏茜草7.5 g、安息香6.5 g、红花6 g、麝香4.5 g。

【制法】以上十七味，除麝香、熊胆、银朱另研细粉外，其余共研成细粉，过筛，加入麝香、熊胆、银朱细粉，混匀，用水泛丸，干燥，即得。

【性状】本品为红棕色水丸；气香，味苦。

【检查】应符合丸剂项下有关的各项规定。

【功能与主治】解毒除疔，利尿止淋。用于寒性肾病，虫"郎脱"症，各种疡瘟，血尿，白浊淋漓不止，遗精。

【用法与用量】一次2～3丸，一日1～2次。

【规格】每丸重0.5 g。

【贮藏】密闭，防潮。

十八味党参丸

【藏药名】鲁堆久杰日布

【拼音名】Shibawei Dangsheng Wan

【处方】川贝300 g、藏党参150 g、决明子80 g、木香75 g、乳香70 g、黄葵子70 g、儿茶70 g、巴夏嘎70 g、余甘子70 g、宽筋藤70 g、诃子50 g、安息香50 g、藏菖蒲40 g、高山紫堇10 g、渣驯膏10 g、毛诃子8.5 g、手参7.5 g、麝香5 g。

【制法】以上十八味，除麝香、渣驯膏另研细粉外，其余共研成细粉，过筛，加入麝香细粉，混匀，用渣驯膏加适量水泛丸，阴干，即得。

【性状】本品为黄色水丸；气微香，味苦。

【鉴别】取本品置显微镜下观察：有节联结乳汁管，直径 12～15 μm，乳汁管内及周围细胞中充满油滴状物及细颗粒。淀粉粒、单粒圆三角形、类圆形、脐点明显，人字状、马蹄状、十字状，直径 4～35 μm；种皮栅状细胞多成片，无色或淡黄色，表面呈类多角形，壁微皱缩；花粉粒类圆球形，表面可见稀疏的圆形疣突，直径约 35 μm，萌发沟 3 条；纤维常成束，少数散在，单根呈长菱形，直径 6～20 μm，末端渐尖，木化。中柱鞘纤维稍厚，纹孔明显，直径 10～13 μm，周围薄壁细胞中常含草酸钙方晶，形成晶纤维。石细胞成群，有的略分枝或一端稍尖突，壁厚 8～20 μm，孔沟细密而清晰。草酸钙针晶易见，在薄壁细胞中成束散在，长 8～65 μm；内果皮为延长的厚壁细胞，长 25～180 μm，直径 18～28 μm，壁厚，木化；淡黄色团块由含方形、柱形结晶的颗粒状物聚集而成；导管为具缘纹孔，直径 40～110 μm；树脂结晶不定形，红棕色，半透明，棱角明显。针晶束及黄棕色的块状物众多；中果皮薄壁细胞类圆形，内含草酸钙簇晶，直径 48～60 μm。叶上表皮细胞垂周壁平直，有非腺毛痕，气孔不定式，副卫细胞 4～5 个。菊糖多见，扇形，表面现放射状纹理。

【检查】应符合丸剂项下有关的各项规定。

【功能与主治】消炎止痛，愈疮疡，除黄水。用于痹病，"冈巴"病，四肢关节红肿疼痛，伸屈不利，湿疹，牛皮癣，陷蚀癣，疮痛，亚玛虫病及麻风病。

【用法与用量】一次 3 丸，一日 3 次。

【规格】每丸重 1 g。

【贮藏】密闭，置阴凉干燥处。

二十味肉豆蔻丸

【藏药名】毕玛拉日布

【拼音名】Ershiwei Roudoukou Wan

【处方】诃子 200 g、乳香 100 g、沉香 100 g、余甘子 100 g、红花 90 g、藏茴香 80 g、降香 80 g、毛诃子 80 g、肉豆蔻 75 g、石灰华 75 g、儿茶 70 g、广枣 65 g、力嘎都 60 g、檀香 50 g、丁香 40 g、草果 35 g、大蒜（炭）35 g、豆蔻 35 g、阿魏 20 g、牛黄 1 g。

【制法】以上二十味，除牛黄外，其余十九味粉碎成细粉，过筛，加入牛黄细粉，混匀，用水泛丸，干燥，即得。

【性状】本品为棕褐色水丸；微香，味微苦、辛。

【鉴别】

1.取本品 0.5 g，加水 10 mL 和稀盐酸 2 滴，煮沸，冷却后过滤。滤液用氢氧化钠试液调至中性或碱性，离心（4000 r/min）10 min，取上清液，加草酸铵试液4～5滴，即产生白色沉淀。取沉淀加醋酸不溶解，加盐酸溶解。

2.取本品1 g，加甲醇5 mL，置70 ℃水浴中浸渍100 min，取出，静置，取上清液2滴滴于滤纸上，晾干后，喷以0.05%的溴酚蓝乙醇溶液，晾干后蓝色背景上显黄色斑点。

【检查】应符合丸剂项下有关的各项规定。

【功能与主治】镇静，安神。用于"宁龙"病，神志紊乱，烦躁，精神恍惚，失眠，头晕，健忘，耳鸣，颤抖，惊悸等。

【用法与用量】口服，一次2～3 g，一日2次。

【规格】每20丸重3 g。

【贮藏】密闭，置阴凉干燥处。

二十五味肺病丸

【藏药名】佐吾尼埃日布

【拼音名】Ershiwuwei Feibing Wan

【处方】悬钩木150 g、甘草150 g、诃子130 g、肉果草100 g、宽筋藤100 g、石灰华100 g、余甘子100 g、铁棒锤（根、叶）80 g、毛诃子80 g、白花龙胆75 g、甘肃蚤缀75 g、檀香75 g、红花70 g、葡萄70 g、獐牙菜70 g、榜嘎70 g、兔耳草70 g、藏木香70 g、沙棘膏70 g、巴夏嘎70 g、力嘎都60 g、香旱芹50 g、山奈50 g、无茎芥50 g、牛黄3 g。

【制法】以上二十五味，除沙棘膏、牛黄外，其余粉碎成细粉，过筛，加入牛黄细粉，混匀，用沙棘膏加适量水泛丸，干燥，即得。

【性状】本品为褐色水丸；气香，味苦。

【鉴别】取本品粉末5 g，加氨水润湿，加醋酸乙酯冷浸24 h，过滤，滤液浓缩至约1 mL，作为供试品溶液。另取甘草、藏艾菊对照药材各0.5 g，同法分别制成对照药材溶液，照薄层色谱法试验，取供试品溶液15 μL和对照药材溶液各10 μL，分别点于同一硅胶G薄层板上，用石油醚（30～60 ℃）-丙酮-浓氨水（10∶8∶0.4）为展开剂，展开15 cm，取出，晾干，置紫外光灯（365 nm）下检视。供试品色谱中，在与对照色谱Ⅰ、Ⅱ相应位置上，显相同颜色的荧光斑点。

【检查】应符合丸剂项下有关的各项规定。

【功能与主治】清热消炎，止咳。用于各种肺病引起的咳嗽，胸胁痛，发烧，呼吸急促，痰带脓血，盗汗。

【用法与用量】一次2～3丸，一日2次，早、晚服。

【规格】 每10丸重5g。

【贮藏】 密闭，置阴凉干燥处。

二十八味槟榔丸

【藏药名】苦又尼杰日布

【拼音名】Ershibawei Binglang Wan

【处方】槟榔100 g、诃子100 g、石榴子80 g、圆柏膏60 g、渣驯膏50 g、绿绒蒿50 g、巴夏嘎50 g、小檗皮50 g、冬葵50 g、甘青青兰50 g、茨藜50 g、蒺藜子50 g、姜黄50 g、紫草茸50 g、藏茜草50 g、山矾叶50 g、刀豆50 g、干姜50 g、大托叶云实40 g、蒲桃40 g、芒果核40 g、肉桂30 g、豆蔻30 g、草荳30 g、金礞石20 g、螃蟹20 g、波棱瓜子20 g、麝香1 g。

【制法】 以上二十八味，除麝香、渣驯膏外，其余粉碎成细粉，过筛，混匀，用麝香、渣驯膏加适量水泛丸，干燥、即得。

【性状】 本品为棕黄色水丸；味苦，微酸、涩。

【检查】 应符合丸剂项下有关的各项规定。

【功能与主治】 温肾，通淋。用于寒性腰椎关节痛及脓血尿，睾丸肿胀等。

【用法与用量】 一次4～5丸，一日2～3次。

【规格】 每丸重0.3 g。

【贮藏】 密闭，置阴凉干燥处。

三十五味沉香丸

【藏药名】阿嘎索阿日布

【拼音名】Sanshiwuwei Chenxiang Wan

【处方】矮垂头菊75 g、悬钩木75 g、丛服75 g、降香60 g、沉香50 g、多刺绿绒蒿50 g、打箭菊50 g、石榴子50 g、天竺黄50 g、红花50 g、宽筋藤50 g、余甘子（去核）50 g、木香50 g、诃子（去核）50 g、毛诃子（去核）40 g、巴夏嘎40 g、小伞虎耳草40 g、兔耳草40 g、香樟40 g、藏木香40 g、檀香35 g、广枣35 g、木棉花30 g、白沉香30 g、铁棒锤30 g、马钱子25 g、乳香25 g、山奈25 g、丁香20 g、安息香20 g、肉豆蔻17.5 g、豆蔻15 g、草果15 g、野牛心15 g、麝香0.5 g。

【制法】 以上三十五味，除麝香另研细粉外，其余共研成细粉，过筛，加入麝香细粉，混匀，水泛丸，阴干，即得。

【性状】本品为红棕色水丸；气芳香，味甘、苦。

【检查】应符合丸剂项下的有关规定。

【功能与主治】清瘟热，祛风，益肺，利痹。用于疠、热、隆相搏引起的疾病，热病初起，肺瘟疾，肺铁布症，咳嗽气逆，痹症，心隆症，疑难的气血上壅等。

【用法与用量】一次3～4丸，一日2次。

【规格】每丸重1g。

【贮藏】密闭，置阴凉干燥处。

第四节　其他制剂

五味角蒿油

【藏药名】乌曲阿巴

【拼音名】Wuwei Jiaohao You

【处方】木香80g、萝卜70g、角蒿50g、大蒜40g、麝香1g。

【制法】以上五味，除麝香外，其余共研成粗粉，包于纱布内，置200 mL菜油中，煎煮至焦黄，去渣，放冷后加入麝香细粉，搅匀，即得。

【性状】本品为清油状淡黄色透明液体；气微香。

【检查】本品应符合卫生部《药品卫生标准》。

【功能与主治】消炎，止痛。用于中耳炎，耳聋，疼痛。

【用法与用量】用时摇匀，一次1～2滴，一日2次，滴耳。

【规格】每瓶装5 mL。

【贮藏】密闭，置阴凉干燥处。

小檗眼药膏

【藏药名】美曼杰坎

【拼音名】Xiaobo Yanyao Gao

【处方】诃子（去核）200g、红花200g、小檗膏100g、冰片20g、熊胆1g、麝香1g。

【制法】以上六味，除冰片、熊胆、麝香另研成极细粉外，其余共研成极细粉，合并以上粉末，过筛加基质，混匀，分装，灭菌，即得。

【性状】本品为棕褐色油膏；气香。

【检查】应符合眼膏剂项下有关的各项规定。

【功能与主治】消炎止痛。用于目赤痒痛、流泪、沙眼等眼病。

【用法与用量】点眼，适量。

【贮藏】密闭，置阴凉干燥处。

沙棘膏

【藏药名】达布坎扎

【拼音名】Shaji Gao

【来源】本品为胡颓子科植物沙棘 *Hippophae rhamnoides* L. 成熟果实的水煎膏。

【制法】取沙棘果实去杂质后，加水煎煮，滤取上层清液，残渣再以少量水煎煮，过滤，合并两次滤液，浓缩至膏状。

【性状】本品为深棕褐色固体或流浸膏状，微具光泽，固体物坚硬而脆，断面不整齐。用水浸润后以手试之，可将手染成黄色。气微香，味极酸。

【检查】应符合浸膏剂项下有关的各项规定。

【性味】酸，平。

【功能与主治】清热止咳，活血化瘀，愈溃疡。用于气管炎，消化不良，胃溃疡及闭经等症。

【用法与用量】2～3 g。

【贮藏】置通风干燥处。

蒺藜药酒

【藏药名】赛强

【拼音名】Jili Yaojiu

【处方】蒺藜 1500 g、青稞 500 g。

【制法】将蒺藜 1000 g 与青稞混合，加水约 4000 mL 煎煮，过滤，滤液放置稍温（25～35 ℃），下曲发酵。再取蒺藜 500 g，加水约 1000 mL，煎煮汤液，过滤，滤液冷至 25～35 ℃，慢慢兑入以上发酵液中，置热处（40～50 ℃），密封贮藏 6～8 天，即得。

【性状】本品为淡黄色液体；气香，味酸、辛。

【检查】应符合酒剂项下有关的各项规定。

【功能与主治】祛风除湿，通经活络。用于肾隆，湿痹，风湿性关节炎，肾炎，慢性盆腔炎，月经不调，白带。

【用法与用量】一次50～100 mL，一日2次，早晚服用。

【规格】每瓶重500 mL。

【注意】如病人患有心脏病，服用时将肉豆蔻25 g、羊小腿骨25 g熬汁兑入酒内。

【贮藏】密闭，置阴凉处。

第五章 藏药文献研究(2008—2018年)

第一节 藏药发展概述

藏医药是中华民族医药的重要组成部分,也是当今快速发展的新兴医药产业之一。在人类文明历史进程中,藏医药彰显了独特的民族文化与精神,表现出强大的生命活力。藏医药学是一门历史悠久、独具特色、疗效神奇的一门科学,是藏族人民在复杂的自然环境中与各种疾病长期斗争所形成的民族医学。藏医藏药起源于青藏高原,在特定的地理环境下,博采祖国和世界传统医学之长,形成了拥有完整系统和科学性的民族医学体系。据不完全统计,青藏高原可以入药的药物中有超过2000多种植物,170多种动物,80多种矿物。西藏是藏医药的发源地,藏药应用历史悠久。这一地区常用藏药有360余种。甘南地区是青藏高原、黄土高原并汇区域,气候湿润,地域辽阔,得天独厚的地理条件适合于各类药材的生长,藏药资源分布广,产量大,无污染,纯天然药材达691种。目前有200余种藏药进入了国家药典,40余种药剂成为保护品种,红景天、雪莲花、野牛心、紫草茸等已经成为商业化用药,为临床常见用药。

新中国成立后,党和政府十分重视藏医药的发展,藏医药逐渐有了自己的标准。1978年版的六省区(西藏、青海、四川、甘肃、云南、新疆)组织编写的《藏药标准》由青海人民出版社出版,是第一部现代意义的藏药质量标准,收载药材174个,制剂290个,首次将植物形态分类鉴定、显微鉴别方法及少量化学分析方法引入藏药质量标准,附有附录、凡例、索引,通则包括藏药材加工炮制通则、制剂通则、藏医疾病名称简释等内容。1992年出版的《藏药炮制规范》(藏文)、1995年版的《药品标准(藏药)》、2013年出版的《西藏自治区藏药材标准》共收载药材100余种,大部分为以上标准未收载的品种,同时附有起草说明、药材原植物照片、药材照片、药材显微特征图、药材薄层色谱。1977 —

2010年版的《中国药典》藏药收载品种也在不断更新，2010年版药典收载18个制剂，药典中注明"系藏族习用药材"菖蒲、翼首草，未注明的有高山辣根菜、红景天。

改革开放以来，尤其是近20年来，藏药业得到了长足发展。藏药行业通过与各制药企业合作，在一定程度上改变了藏药生产落后、行业组织形式单一、营销滞后、投融资困难的局面，形成了藏药企业组织形式多元化。最早的藏药生产采取人工净制、切断、粉碎或水煎等极简单工艺，产品大多呈现粗糙、色黑、口苦等特点。目前，藏药生产采用传统炮制加工与现代高新技术手段相结合的制药方法，换言之，千百年来一直依靠手工的藏药现已开始在自动化流水线上生产，一批高技术含量的名优藏药陆续问世。金诃藏药集团、奇正藏药集团、诺迪康药业、红景天药业等制药企业迅速崛起。这些企业在传统药方的研究基础上，经过改良，得到了一批适应证更广、质量可控、疗效更好的新型藏药。典型的藏药（保健品）代表产品如蒂达胶囊有优良的治疗病毒性肝炎之功效，奇正消痛贴对急性扭挫损伤24 h内显效，央宗三宝液（保健品）具有消除疲劳和延缓衰老及医治房劳的三大功效。复方天棘胶囊是由红景天、沙棘、枸杞等中藏药为主要原料制成的现代制剂，具有明显的抗缺氧和改善机体氧自由基代谢作用，为高原缺氧人群和高原居民早衰患者的防治开拓了希望之路。另外，一些新型藏药的制剂仍在不断研究开发当中，如西藏自治区藏药厂的六味能消胶囊、索罗玛颗粒、蒂达钦姆、十五味黑药丸、奇正消痛贴、诺迪康胶囊、红景天口服液、虫草口服液等藏药都有望成为新的藏药制剂。总之，藏药产业是中华医药产业中的朝阳产业，有着光明的发展前景。

第二节　藏医药理论溯源

藏医药学历史悠久，理论体系健全完整，用药特点独特，药物来源纯净，治疗效果神奇，得到广大人民群众的肯定和信赖。藏药是在广泛吸收融合了中医药学、印度医药学等理论的基础上，通过长期实践所形成的独特的医药体系。传统藏医药学首先是一种特殊的民族文化，它体现了千百年来藏族人民对自然、生命和健康的认知，对人与自然内在关系的探索，以及战胜病魔过程中的经验积累。由于藏医药学理论是基于人与大自然之间的相互联系，而这种相互联系包括人与植物、人与动物间天人合一的特定关系，且涉及文化、地理、生态和各种生物的多重影响，因此具有多样性的特点。这种多样性恰恰是藏医药学反映出的丰富多彩和别具一格的民族文化内涵。从这个意义上讲，藏医药学与藏传佛教、天文历算、自然生态学、植物学、动物学、矿物学等存在千丝万缕的联系。

我国的藏药应用已经有2000多年的历史。在公元前3世纪就已提出"有毒就有药"论据，此时已形成原始的医疗体系，通过涂抹、放血、火灸，用酥油溶液来止血、用青稞糟来治疗外伤等简易方法来治病。公元7世纪，藏王松赞干布建立了强盛的吐蕃王朝，并邀请周边其他民族的医学专家和译师专家，配合西藏的医学专家，吸收了印度医学和中医药的精华，整理和编著了哲学、佛学、医学等各学科的经典著作。其中，有关医学方面的有《医学大全》《无畏的武器》《月王药诊》《四部医典》等经典医著，这些医学典籍的编著极大地促进了藏医药学的发展，为人体生理、病理、病因机制、诊断、治疗等医学体系的完善奠定了坚实的理论基础。1450年左右，藏医对药物的识辨及对《四部医典》的某些理论领域有异见的两大学派即南派和北派之间学术争鸣的出现，标志着藏医药学发展到了一个新的阶段。1600—1959年，藏医药学稳步发展，延承过去的医法治法，未出现理论层面的推陈出新。西藏和平解放后，党和国家十分重视民族医药的发展，在西藏、青海、甘肃、四川等地建立了专门的藏医药机构，整理挖掘藏医药文化，肯定了民族医药在民族区域自治地区医疗机构应有的地位，使得民族医药的继承和发展重新走向正轨。特别是党的十一届三中全会以来，藏医药事业得到了前所未有的发展，西藏和青海分别成立了省级藏医院和藏药生产基地，即西藏自治区藏药厂和青海藏药制剂中心，四川、甘肃、西藏、青海等地、市、州成立了地级藏医医疗机构，部分县也成立了相应的藏医机构，藏医药已走向规范化、科学化的发展道路。

第三节　化学成分研究

藏药主要包括植物类、动物类和矿物类药物。相对而言，广泛使用矿物药是藏药的一大特色，这一特色也被中医药学和其他民族医药学所借鉴。20世纪以来，化学家和医药学家开始对藏药的化学成分进行研究。本节主要对近十年来（2008—2018）藏药的化学成分研究成果给予归纳总结。

一、黄酮类

从乌头属藏药中分离得到的黄酮类成分结构较单一，其母核主要为黄酮，苷元只有槲皮素和山奈酚 2 种，所连糖为葡萄糖、鼠李糖和半乳糖，成苷位置主要在 C-3 和 C-7 位，如山奈酚-7-O-α-L-鼠李糖苷和山奈酚-3-O-［α-L-鼠李糖基-（1→6）-β-D-葡萄糖苷］-7-O-α-L-鼠李糖苷。乌头属藏药中已分离到16 个黄酮苷类成分，大部分从甘青乌头 ［Aconitum tanguticum （Maxim.） Stapf.］中分离得到。从罂粟科植物五脉绿绒蒿（Meconopsis quintuplinervia Regel.）中分离得到槲皮素、双氧槲皮素、木犀草素、柯伊利素、洋芹素、华中冬青黄酮、次大风子素及微量的苜蓿素；毛瓣绿绒蒿（Meconopsis torquata Prain）含有 5-7-二羟基色原酮、芹菜素、4′-5-7-三羟基二氢黄酮、木犀草素等；全缘叶绿绒蒿 ［Meconopsis integrifolia （Maxim.） Franch.］含有二氢槲皮素、洋芹素；多刺绿绒蒿 （Meconopsis horridula Hook.f. & Thoms.］含有木犀草素、大风子素、芹菜素、4′-5-7-三羟基-3′-3′-二甲氧基黄酮；红花绿绒蒿（Meconopsis punicea Maxim.）含有二氢槲皮素、木犀草素、洋芹素等。唇形科独一味 ［Lamiophlomis rotata （Benth.） Kudo.］的地上部分含黄酮类化合物，母核类型为木犀草素、芹菜素和槲皮素。独一味根乙醇提取物的石油醚部分分得 1-羟基-2,3,5-三甲氧基吨酮；正丁醇部位分离得到 3 个黄酮类，经鉴定分别为木犀草素-7-O-β-D-吡喃葡萄糖苷、芹菜素-7-O-β-D-吡喃葡萄糖苷、木犀草素-7-O-［β-D-呋喃芹菜糖（1→6）］-β-D 吡喃葡萄糖苷。藏药菊科植物山苦荬 ［Ixeris chinensis （Thunb. ex Thunb.） Nakai.］含有的黄酮类化合物包括芹菜素、木犀草素和木犀草素-7-O-β-D-葡萄糖昔。

二、环烯醚萜苷和苯乙醇苷类

从独一味根的乙醇提取物中分离得到 3 个新环烯醚萜成分，命名为独一味素 A、独一味素 B 及独一味素 C。独一味素 A、独一味素 B 互为差向异构体，两者的 BCNMR 化学位移指示差异为 C-1（+4.3ppm）；从独一味根的正丁醇提取物中分离得到 4 个环烯醚萜苷，根据光谱分析和化学方法鉴定为：8-O-乙酰山栀苷甲酯、6-O-乙酰山栀苷甲酯 penstem-oside 和 7,8-dehydropenstemoside。从独一味根的正丁醇提取物中分离得到 2 个苷类化合物，分别为 3-羟基-4-甲氧基苯乙基-O-［α-L-吡喃鼠李糖（1→3）］-O-［β-D-呋喃芹菜糖（1→3）］-4-O-阿魏酰基-β-D-吡喃葡萄糖苷和 3-甲氧基-4-羟基苯乙基-O-［α-L-吡喃鼠李糖（1→3）］-O-［β-D-呋喃芹菜糖（1→6）］-4-O-阿魏酰基-β-D-吡喃葡萄糖苷，后者为一新化合物，即独一味苷 A。从正丁醇提取物分离得到 3 个苯乙醇苷类化合物，经鉴定分别为连翘酯苷、etonyosides A 及毛蕊花糖苷。

三、生物碱类

常用藏用植物药中，含生物碱的植物种类约占 50%，而且生物碱的活性较强。生物碱成分多见于乌头属、翠雀属、唐松草属、莨苕属、槐属、龙胆属和小檗属等药用植物。从毛茛科乌头属藏药植物中分离得到的生物碱以二萜生物碱为主，还有少量其他类型的生物碱。从植物化学角度看，二萜生物碱分为 C18 型二萜生物碱、C19 型二萜生物碱、C_2O 型二萜生物碱和双二萜生物碱 4 大类。从乌头属藏药中分离得到的 244 个生物碱类化合物，可归纳为 11 种类型，分别是乌头碱型、牛扁碱型、7,17-次裂型、内酯型、阿替生型、光翠雀碱型、海替定型、海替生型、维特钦型、纳哌啉型和双二萜生物碱。例如，从唐古特乌头［*Aconitum tanguticum*（Maxim.）Stapf］中分出 4 个已知生物碱（hetisinone、hordeine、talatizamine 和 atisine），1 个新发现的生物碱（Tangutimine）。罂粟科植物五脉绿绒蒿中含五脉绿绒蒿碱、脉奎宁、去甲血根碱、甲氧基淡黄巴豆亭碱、威尔士绿绒蒿定碱、黑水粟碱等生物碱，全缘叶绿绒蒿中含去甲血根碱、普托品碱、6-丙酮基-5,6-二氢血根碱、马齿苋酰胺等生物碱，红花绿绒蒿含有二氧血根碱、小檗碱、原鸦片碱、威尔士绿绒蒿定碱、马齿苋酰胺等生物碱；多刺绿绒蒿含有原鸦片碱、原荷包牡丹碱等生物碱。

四、有机酸类

有机酸是具有羧基的化合物（不包括氨基酸），广泛存在于植物体的各个部位，尤以果实中多见，是藏药发挥药效的重要活性成分之一。从葫芦科植物波棱瓜子（*Herpetospermum caudigerum* Wall.）的脂肪油中分离鉴定出 6 种化合物，主要成分为十八烯酸，含量达到 68.91%。从藏药玄参科云南兔耳草（*Lagotis yunnanensis* W.W.Smith）中分离得到的 50 个化合物中包括二十四烷酸、烯醚萜苷、苯丙素、黄酮类成分等。从藏药短管兔耳草（*Lagotis brevituba* Maxim.）中分离鉴定出 5 个已知化合物成分，其中包括琥珀酸。

酚酸是毛茛科乌头属藏药中的另一类含量较高的成分。主要是简单苯丙素类以及 2 分子苯丙素成分聚合而成的二聚体，如 citrusin B 和（7S,8R,7′E）-4,7,9,9′-四羟基-3,3′-二甲氧基-8,4′-氧新木脂烷-7′-烯-9′-O-β-D-葡萄糖苷；因分子中含羧基或者羟基，容易被取代形成酯化产物或者形成糖苷，如芥子酸-4-O-β-D-葡萄糖苷和阿魏酸-4-O-β-D-阿洛糖苷。迄今从该属植物中共得到 53 个酚酸类化合物。

五、挥发油类

挥发油是广泛存在于植物中的一类小分子物质的总称，可随水蒸气蒸馏出来而又与水不相溶，具有芳香气味。毛茛科植物甘青乌头和松潘乌头（*Aconitum sungpanense* Hand.–Mazz.）中含有大量的挥发油成分，它由多种类型的化合物组成，主要包括脂肪族（烃、醇、酮和酯）、芳香族和萜类化合物。采用水蒸气蒸馏法从甘青乌头中提取出挥发油成分，得率为0.7%，采用GC和GC–MS对挥发油中的化学成分进行分析，共鉴定出35个化合物，主要为萜类，含量高达54.33%，倍半萜类12.67%。对松潘乌头的挥发油成分进行分析，共鉴定出34个成分，其主要成分是4-特丁基苯酚。罂粟科五脉绿绒蒿属植物大多含有挥发油。其中，五脉绿绒蒿中所含的挥发油成分为酯类（包括软脂酸甲酯、亚油酸甲酯等），十八碳烯酰胺等酰胺类，萜类（β-紫香酮、薁、二氢刺苞菊醛、16-贝壳杉醇、α-雪松醇、5-6-环氧-6-甲基-3-石竹烯、贝壳杉烯等）；全缘叶绿绒蒿挥发油主要成分为软脂酸乙酯、亚油酸乙酯、十七烷酮、亚油酸甲酯、亚麻酸乙酯、金合欢醇、正十七烷和正二十三烷；多刺绿绒蒿挥发油成分主要为亚油酸甲酯、亚麻酸甲酯、苯乙酸甲酯。对比五脉绿绒蒿、全缘叶绿绒蒿以及多刺绿绒蒿三者挥发油成分发现：其主要成分均为酯类物质，且均含酰胺类成分。红花绿绒蒿的挥发油主要成分为十六酸、1-2-二甲基萘、1-4-二甲基萘、1-3-二甲基-5-乙基萘、3-甲基联苯、亚油酸乙酯、十六碳酸甲酯、（Z）-9-十八碳稀酸甲酯、亚麻酸甲酯等；长果绿绒蒿挥发油的主要成分为十六酸、1-2-二甲基萘、1-3-二甲基-5-乙基萘、十四烷和己基肉桂醛等。从杜鹃花科植物樱草杜鹃花（*Rhododendron primuliflorum* Bur. et Franch）的挥发油中分离鉴定出88种化合物，含量较高的有乙酸龙脑脂、β-金合欢烯、9-11-十八碳二烯醛、β-杜松烯、月桂烯、γ-芹子烯、芹子3,7(11)二烯、a-杜松烯等。

六、微量元素

应用原子吸收法测定藏草药毛瓣绿绒蒿的元素，主要含有Cr、Cu、Fe、Mn、Ni、Se、Zn、K、Ca、Mg等；五脉绿绒蒿、多刺绿绒蒿、全缘绿绒蒿和红花绿绒蒿含有Na、Cu、Fe、Mn、Zn、K、Ce、Mg等。治疗赤巴病的5种藏药材：藏茵陈（*Artemisia capillaris* Thunb.）、唐古特乌头、波棱瓜子［*Herpetospermum pedunculosum*（Ser.）Baill.］、藏木香（*Inula helenin* L. 或 *Inula racemosa* Hook.f.）、甘青青兰（*Dracocephalum tanguticum* Maxim.）中富含人体必需微量元素Fe、Zn、Mn、

Cu 和常量元素 Na、Mg、K、Ca，且这些元素的分布模式具有一定的规律：Fe＞Mn＞Zn＞Cu。微波消解 ICP-AES 法同时测定了4种藏药，即二十五味驴血丸、三十五味沉香丸、九味牛黄丸和如意鹏鸟丸中的微量元素，4种藏药均含有 Cr、Zn、Mn、Cu、Fe、Ni、Co、Sn、Mo 等9种人体必需微量元素，可为藏药配方及藏药质量的控制提供有意义的参考依据。蓼科植物珠芽蓼（*Polygonum viviparum* L.）果中含有丰富的蛋白质、总糖、氨基酸和矿物质元素，也至少含有人体必需的 K、Na、Ca、Fe、Cu、Mn、Mg、Zn 等矿物质元素，而且含量丰富。

七、甾体类

藏药山苦荬含有的甾体类化合物，主要包括熊果酸、β-谷甾醇、蒲公英萜醇乙酸酯和蒲公英萜醇。

八、多糖类、鞣酸类、维生素等其他成分

以葡萄糖为对照品，用硫酸-苯酚法测定甘青乌头水提取物中可溶性多糖的含量，质量分数高达4.03%。

第四节　药理学研究

早期的藏药药理学研究主要集中在与青藏高原居民生活和健康息息相关的领域，如抗疲劳与抗氧化、抗菌消炎、镇痛、抗类风湿、健胃保肝等方面。目前藏药药理学的研究深度和广度都大大加强，涉及药理学研究的方方面面。

一、抗氧化作用

以2,6-二叔丁基-4-甲基苯酚作为阳性对照，采用分光光度法测定柱果绿绒蒿（*Meconopsis oliverana* Franch et Prain.）挥发油清除1,1-二苯基-2-苦肼基自由基（DPPH）、羟基自由基、超氧阴离子自由基的能力。结果显示，柱果绿绒蒿挥发油清除3种自由基的能力有明显的浓度依赖性，其中挥发油清除 DPPH 自由基、羟基自由基的能力均优于2,6-二叔丁基-4-甲基苯酚。连续7天给大鼠灌胃波棱瓜子提取物，能显著改善 CCl_4 引起的肝细胞损伤。波棱瓜子水提取物能显著抑制由 CCl_4 引起的脂质氧化，使丙二醛（MDA）的含量显著下降，能不同程度地提高肝细胞中过氧化物歧化酶（SOD）、谷胱甘肽过氧化物酶（GSH-PX）的活性，表

明波棱瓜子提取物具有较强的抗氧化活性，且有较强的自由基清除活性。绞股蓝提取液能提高老龄小鼠血液中SOD的活性，增强老龄小鼠血液中羟基自由基的抑制能力，从而恢复老年机体自由基代谢的平衡。藏药虎耳草科植物篦齿虎耳草（*Saxifraga umbellulata* var. Pectinata）乙醇提取物对食用油脂的抗氧化性进行了研究。结果表明，篦齿虎耳草乙醇提取物对3种油脂均有一定的抗氧化活性作用。

二、抗炎作用

在革兰阴性细菌的内毒素即脂多糖诱导的全身炎症动物模型中，藏药罂粟科植物细果角茴香（*Hypecoum leptocarpum* Hook.f.et Thoms.）能通过减少内毒素炎症过程中肺组织炎症反应和炎性细胞的浸润，降低外周血白细胞数，抑制 TNF-α、IL-6 的释放等多种途径，有效地减轻炎症反应。大戟科叶下珠属植物余甘子（*Phyllanthus emblica* Linn.）的甲醇萃取物、乙酸乙酯萃取物、石油醚萃取物和正丁醇萃取物为余甘子抗炎镇痛的有效部位，其中以甲醇部位与正丁醇部位的作用最强，还可显著降低毛细血管通透性，抑制白细胞游出，其抗炎作用呈剂量依赖性。使君子科植物诃子（*Terminalia chebula* Retz.）的水提取物可显著抑制二甲苯所致小鼠耳肿胀的程度。阿育吠陀传统草本配方三果汤（诃子、毛诃子和余甘子）对弗氏佐剂诱导的Wistar大鼠关节炎模型有抗炎作用。

三、抑菌作用

采用纸片扩散法及试管连续稀释法测定柱果绿绒蒿挥发油对大肠杆菌、枯草芽孢杆菌、金黄色葡萄球菌、根霉、青霉及黑曲霉的抑制作用，结果表明挥发油对试验所用细菌均有一定的抑制作用，其中对枯草芽孢杆菌的作用最好，挥发油在高浓度时对试验真菌中的根霉有抑制作用，提示柱果绿绒蒿挥发油有作为天然抑菌药开发的潜力。柽柳科水柏枝属翁布 [*Myricaria gerynanica*（L.）Desv.] 的水及乙醇提取物对金黄色葡萄球菌、枯草芽孢杆菌、变形杆菌、梭状芽孢杆菌、巨大芽孢杆菌、四联球菌、八叠球菌及大肠杆菌等有不同程度的抑菌作用。石竹科植物雪灵芝（*Arenaria kansuensis* Maxim.）的水提物和醇提物对枯草芽孢杆菌、金黄色葡萄球菌、梭状杆菌等具有不同程度的抑菌作用，且其水提取物的体外抑菌效果比醇提取物的效果更显著。镰形棘豆总黄酮苷元对金黄色葡萄球菌、枯草芽孢杆菌、肺炎双球菌、粪肠球菌、大肠埃希菌、肺炎克雷伯菌、铜绿假单胞菌、产气假单胞菌、嗜麦芽假单胞菌均有较强的抑菌作用，其中对金黄色葡萄球菌的最低抑菌浓度（MIC）为 0.38 mg/mL，其他各菌的MIC范围为 0.75～3mg/mL。

四、心肌保护作用

多刺绿绒蒿乙醇提取物能够有效改善大鼠下降的心室容积变化率，明确降低大鼠血液中上升的心肌酶和升高的总胆固醇，降低血液中的低密度脂蛋白胆固醇，升高高密度脂蛋白胆固醇，表明多刺绿绒蒿乙醇提取物具有改善因心肌缺血导致心功能下降的作用。豆科棘豆属植物莪达夏（*Oxytropis falcat* Bunge.）对于心肌缺血再灌注损伤具有明显的保护作用，它能够显著降低缺血再灌注期心电图 S-T 段抬高，降低血清中 LDH 和 CK 的释放，显著增强心肌组织中 SOD 和 GSH-Px 的活性，降低 MDA 的含量，从而起到对心肌缺血再灌注损伤的保护作用。蕨麻提取物可以起到抗心肌损伤作用，延长小鼠耐受缺氧的时间，增加机体抗氧化活性。

五、神经细胞保护活性

蔷薇科委陵菜属蕨麻（*Potentilla anserina* L.）可以减轻脑组织氧化应激所造成的损伤，其机制是通过降低促炎症细胞因子含量，升高抗炎症细胞因子含量来实现。蕨麻在高原缺氧脑损伤炎症反应中能降低促炎症细胞因子的水平。同时能够升高抗炎细胞因子含量，从而减轻缺氧引起的炎症反应。蕨麻对神经细胞损伤具有保护作用，且能够减轻低压缺氧大鼠脑水肿。蕨麻乙醇提取物可通过促进脑红蛋白表达，增强神经元对缺氧的耐受能力，减轻神经元损伤，对神经元起到保护作用，使脑组织对缺氧产生耐受与适应。从红景天中提取得到的红景天苷对谷氨酸诱导的海马神经元损伤具有保护作用，并对过氧化氢、低血糖等诱导的 PC12 细胞和 SH-SY5Y 细胞凋亡模型具有抗凋亡作用。红景天苷对 1-甲基-4-苯基吡啶离子诱导的 PC12 细胞的凋亡有一定的抑制作用，其机制可能与 NO 通路有关。红景天苷通过调节 ROS-NO 通路对 1-甲基-4-苯基-1,2,3,6-四氢吡啶诱导的帕金森病有治疗作用。

六、抗贫血作用

蕨麻作为传统藏药，其补血之功效已经过现代药理实验得到很好的证实。蕨麻可以提高小鼠血液中的红细胞数量，具有补血作用。由此推测，蕨麻补血作用是通过增加红细胞数量来提高血红蛋白含量，其补血作用机制可能是促进骨髓造血干细胞繁殖速度，进而再促进幼稚红细胞合成血红蛋白。

七、免疫调节作用

以黄芪多糖为阳性对照，采用 Con A 诱导小鼠淋巴细胞转化试验（CCK-8法）、血凝和血凝抑制试验及巨噬细胞吞噬试验，研究天南星科麒麟叶属植物绿萝花（*Epipremnum aureum*）对小鼠细胞免疫功能、体液免疫功能及非特异性免疫的影响。低剂量绿萝花［以生药计算，口服 0.08g/（次·d），连续 7 d］能够增强小鼠腹腔巨噬细胞的吞噬指数，其吞噬指数（1.12）优于黄芪多糖（0.92）；低、中剂量绿萝花［以生药计算，口服 2.16g/（次·d），连续 7 d］具有促进小鼠血清 ND 抗体产生的作用，与黄芪多糖相当；低、中剂量绿萝花组具有促进小鼠外周血淋巴细胞增殖的作用，其淋巴细胞刺激指数平均值（1.49，1.41）与黄芪多糖（1.52）相当。蕨麻的水提取液和醇提取液具有明显的抵抗氢化可的松引起的小鼠胸腺体重降低的作用，对免疫功能低下的小鼠网状内皮系统的吞噬功能有很明显的激活作用。同时，也可以拮抗环磷酰胺引起的迟发型超敏反应抑制。以上结果表明，蕨麻具有增强机体非特异性免疫和细胞免疫功能的作用。久美七十味松石丸能明显提高动物的酶粒廓清速率和脾脏指数，并提高正常动物及免疫功能低下动物的血清溶血素水平。

八、抗肿瘤作用

选用五种不同组织器官来源的人体癌细胞（人肺腺癌细胞株 A549、人肝癌细胞株 Hep G2、人胃癌细胞株 SGC7901、人恶性黑色素瘤细胞株 MM-A375、人神经母细胞瘤细胞株 SHEP1），以 MTT 分析法测定绿萝花对各种癌细胞生长的抑制率，筛选出具有显著抑制效果的 SGC7901 细胞绘制生长曲线和细胞形态观察，并以软琼脂克隆形成试验评估经绿萝花作用后的细胞增殖能力。绿萝花水提取物对 5 种肿瘤细胞株生长具有抑制作用，其中对人肝癌细胞株 Hep G2、人胃癌细胞株 SGC7901 有显著的抑制作用，其 IC50 值分别为 550.04 μg/mL 和 467.39 μg/mL；500 μg/mL 的绿萝花水提取物能引起 SGC7901 细胞皱缩，细胞形态变圆，周围变亮，细胞克隆数减少，克隆体积变小，38.41% 的细胞凋亡。余甘子、诃子均可抑制多种癌细胞的增殖。余甘子提取物可强烈抑制人胃腺癌细胞 MK-1、人子宫癌细胞 He La、鼠黑素瘤细胞 B16F10、乳腺癌细胞 MCF-7、人肝癌细胞 Hep G2 和人肺癌细胞 A549 的增殖。余甘子果汁对 S180 荷瘤小鼠灌服不仅能抑制其肿瘤生长，还具有较好的免疫调节和免疫保护作用。活性成分追踪显示，余甘子中的酚类化合物有显著的抗肿瘤活性。诃子醇提取物可抑制人乳腺癌细胞株 MCF-7、鼠乳腺癌细胞株 S115、人前列腺癌细胞株 PC-3、人骨肉瘤细胞株 HOS-1 和

PNT1A 人前列腺癌细胞的增殖。

九、助消化作用

通过显微镜直接计数法测定粪便球菌、杆菌数和体质量指标测量的试验，发现西藏灵菇发酵奶能促进小鼠被破坏的肠道菌群恢复正常，促进体质量上升，且不同剂量的用药量与效果之间有较明显的量效关系，表明西藏灵菇发酵奶对动物的消化系统具有一定的保健作用。

十、治疗慢性支气管炎

与慢性支气管炎模型组相比，蓝玉簪颗粒组可使小鼠肺匀浆中丙二醛含量下降，肺匀浆超氧化物歧化酶的含量上升，变化程度与用药量呈量效关系。HE 染色观察到，蓝玉簪颗粒治疗后，慢性支气管炎炎症程度得到明显改善。蓝玉簪颗粒可以显著抑制脂多糖诱导大鼠肺泡巨噬细胞肿瘤坏死因子α表达，从而阻断肺泡巨噬细胞所诱发的炎症。其作用的机制之一可能与蓝玉簪抑制细胞外信号传导通路有关。

第五节　毒理学研究

藏药的毒理学研究主要集中于佐太。水银炮制佐太入药始记于公元 8 世纪藏医药经典巨著《四部医典》，水银炼制佐太技术于公元 13 世纪由藏医药大师邬坚巴·仁钦贝完善成熟，并对藏族药学、方剂学、养生学和制剂工艺学产生了深远的影响。佐太是最为贵重的药物之一，为藏药之母本，是配制众多珍宝类药物的必需原料，也可配合普通药物以增强药物疗效。佐太在炼制过程中使用了大量的水银，以及金、银、铜、铅、铁和含砷矿物等原辅料，可以说佐太是含重金属藏药的集中典型代表，现代人们很自然地对其用药安全性产生怀疑。由此，对佐太的毒理学研究的报道也较多。

昆明种小鼠以临床等效剂量［6.67 mg/（kg·d）］连续给予佐太 4～5 个月，结果发现给药组和空白组小鼠的外观特征、行为特征、体重变化、进食饮水、排粪情况无明显差异；给药组外周血红细胞平均血红蛋白浓度显著高于空白组，但并不可以因此判断佐太像汞中毒一样可以导致大细胞性贫血，因为其他血常规指标均无显著性差异（如红细胞数、红细胞分布宽度、粒细胞、血小板和血红蛋白量等）。该研究结果表明，给药组受试动物不存在大细胞性贫血及再生障碍性贫血，对机体造血功能无明显影响。昆明种小鼠在临床等效剂量下给药4~5个月时 AST/ALT 值出现显著性降低，但由于血清 ALT、AST 及 TBIL 均无显著性变化，因此并不具有生理学意义；病理组织学观察发现，与空白组比较，4~5个月给药组小鼠肾脏近曲小管、肝脏和脾脏组织学结构出现了轻微性变化，而脑组织学结构正常，表明长期给予佐太可能会对受试动物的机体产生一定程度的影响。此结果提示，含佐太藏药复方制剂服用周期不宜过长，同时也间接证明了含佐太成方制剂传统服药周期（一般为1个月或2个月之内）和服药剂量（通常两天服1粒或三天服1粒）具有一定的科学性和合理性。综上所述，昆明种小鼠以临床等效剂量给予佐太4~5个月，对其外观体征、生长发育状况、血常规指标、肝肾功能血清生化指标、脑组织学结构无明显影响，但可能会对昆明小鼠肾脏、肝脏和脾脏组织学结构产生一定程度的影响，提示含佐太藏药复方制剂服用周期不宜过长。

第六节 制剂学研究

一、药物及其制剂的分类

藏药分布于青藏高原藏族居住的广大地区，不但种类繁多，蕴藏量也比较大，而且无污染，质地优良，功效成分积累高，药效好，是真正的洁净如甘露的药物，并为很多藏医药文献所收录。藏医制剂将药物按种类分为贵重类、土类、矿物类、精华类、平地产类、草类、动物类等。藏药经典《晶珠本草》则将其分为珍宝类、石类、土类、精华类、木本类、旱生草类、湿生草类、盐类、动物类、作物类、水类、火类、煅熬药类等。按功效分为热病痛通用药类、治赤巴病药类、治血病药类、除瘟疫药类、治中毒药类、治肺病药类、治隆热合并症药类、治热性培根病药类、治隆培根二合病药类、治寒性培根病药类、治黄水病药类、治隆病药类、治虫病药类、止泻药类、利尿药类、引吐药类、泻下药类等17类。按气味分为甘味药、酸味药、咸味药、苦味药、辛味药、涩味药6类。传统的藏药制剂有水丸、散剂、酥油丸、汤剂、药酒、膏剂、灰剂、收膏、珍宝剂、草剂等共20余种。其中，散剂和丸剂是临床上使用最多的剂型，其次是汤剂，现在又增加了糖浆剂、冲剂、针剂等。目前，我国已有几十种藏成药获得国家药品批准文号。譬如七十味珍珠丸、仁青常觉、仁青芒觉、二十五味珊瑚丸等藏成药，大多具有安神、镇静、醒脑、开窍、清热解毒、益肝利胆、健脾养胃、通经活络等功效。

二、藏药的炮制

藏医制剂为了降低药物毒性，改变或缓和某些药物的药性和药效，提高临床疗效，根据临床治疗和配制的需要，藏医十分重视对药物的采集、加工、炮制和配伍规律。对于植物药的采集加工，在藏医经典《四部医典》中记载："要使药物具备应有的作用，则要注意生于应生之地、采集时间、去毒、晒干或阴干、以新替旧、温和药性、合理配伍等七个重要性。"藏药中有相当数量的药用宝石、重金属类药物，对这些药物的炮制加工藏医有自己特殊工艺技术。如珊瑚、松石、珍珠等先粉碎成青稞粒大小，然后放入火硝、乌奴龙胆、诃子、沙棘膏等煮沸一昼夜后，放入清水中煮，如此反复其毒可尽。贵金属金、银、水银等的炮制，要经过去毒、去绣、煅烧三道程序，尤其佐太（水银煅灰）的炮制要经过洗、涤、煮、煅等极为严格而谨慎的炮制工艺，主要有能缚八铁煅灰、能蚀八物煅灰和水银泻煮三大程序。经千百年临床应用验证和现代毒理实验证明，佐太对人体无明显毒性作用，对机体的一般状态、生长发育、血液指标、肝肾功能、重要脏器的组织学结构均无明显影响。

三、藏药的配伍

藏医经典著作《四部医典》中记载："药物有原物和配合变成的药物，故大地上的万物无一不为药物。"就是说，只要配伍制剂得当，世界上的万物均可成为治病药物。因此藏医为了减少药物的毒副作用，提高治疗效果，特别重视药物的配伍制剂。藏医学认为，人体、疾病和药物皆是由五源所生成，因此用不同味、性、效的药物治疗与之相对特性的疾病，使人体失调和紊乱的五源物质重新得以调解而达到新的平衡，这就是藏医治病的思维模式，也是藏医制剂配方的理论依据。

藏医制剂多为复方，而且多味复方所占比例更大，复方中不但有几味药组成的方剂，也有数十味药组成的方剂，甚至有百余味药组成的方剂，而这些众多的复方制剂的配伍，都是以味、性、效理论为指导进行的。

（1）按药味制剂配伍原则。依照药物的六味甘、酸、咸、苦、辛、涩的性质和功能进行配伍，甘、酸、咸、辛4味能治隆病，苦、甘、涩3味能治赤巴病，辛、酸、咸3味能治培根病。味的制剂配伍有57种，其中二味配伍法有五甘、四酸、三咸、二苦、一辛，即15种。三味配伍法有十甘、六酸、三咸、一苦，即20种。四味配伍法有十甘、四酸、一咸，即15种。五味配伍法有五甘、一酸，即6种。六味配伍法有1种，甘酸咸苦辛涩。譬如八味石榴散，组方为石榴、白豆蔻、荜茇、肉桂、干姜、肉豆蔻、草果、红花等八种药材，方中主要有五种味，其中辛味占全部药的66%，酸味占20%，甘味占10%，苦与涩味各占2%，辛酸味共占86%，是该方的主要味，而辛酸味临床上可以治疗培根性疾病，因此其功能主治为和胃健脾、导滞消积、润肠通便，主要用于消化不良。

（2）按性效制剂配伍原则。将性、效相同或相近的药味配伍到一个方剂中，或按疾病性质将性效相同或相近的药物配伍于一个方剂中。这是藏医制剂配方的一种重要原则，而且大多数方剂均按此配伍。也就是药物性效与疾病属性相宜则激化病情，相反则治疗疾病，藏医正是应用"同性相斥、异性相吸"这一自然法则为指导，进行药物配伍治病的。以七味红花殊胜丸为例，此方由藏红花、诃子、竺黄、绿绒蒿、獐牙菜、帕里噶、财登等七味药组方，方剂中各药的主要性效为重、钝、凉、稀、糙、燥、浮，其中重占全药效的14%，钝占22.8%，凉占31.6%，燥占6%，稀占24.8%，糙占0.3%，浮占0.5%。这些性效依次对治的疾病属性为轻、锐、热、湿、黏、稳。而赤巴病恰恰具有轻、锐、热、湿、臭等性质，故该方功能主治为清热解毒、治赤巴病。

（3）按化味制剂配伍原则。药物进入胃后被三种胃火消化，甘、咸味被消化后变为甘味，酸味被消化后仍是酸味，苦、辛、涩三味被消化后变为苦味。消化后形成的甘、酸、苦味称为三化味。藏医在制剂配方中将三化味相同的药物配伍在一起，用于治疗不同疾病。三化味中的每一味能治疗两种疾病，甘化味具有稀、凉、钝、重等功效，能对治隆、赤巴病。酸化味具有润、重、稳、温等药效，能对治隆病和培根病。苦化味具有轻、糙、凉、钝等功效，能对治培根和赤巴病。如八味石榴散中苦化味占66%，酸化味占22%，甘化味占12%，故此方可治培根病和赤巴病。

藏医制剂配伍方法较多，常用的有君臣佐使配伍、加减配伍、药材部位配伍等。但主要是按药味作用大小和功能主次以君、臣、佐、使进行配伍的。君臣佐使配伍法具体分一个方剂中按君臣佐使配伍和将一类方剂命名为君方、臣方、使方、民方等两种配伍形式。如冰片、石榴君方、红花、杜鹃臣方、八主药、"果马卡"使方。加减配伍法是在传统名方或经典方之上，根据疾病的寒热属性、五脏六腑等病位，或治一种疾病时，附带还要治疗其并发症，经过辨证施治，加入医生有效的经验药味的一种配伍方法。藏医还认为，部位不同的药材治疗人体不同部位的疾病，根类用于配制治疗胃病的药，树枝用于配制治疗髓病的药，幼苗用于配制治疗五脏疾病的药，枝尖用于配制治疗头部疾病的药，外皮用于配制治疗皮肤疾病的药，果皮用于配制治疗韧带疾病的药，核仁用于配制治疗肢体疾病的药。

藏医将所有的制剂分为平息和排泻剂两大类。平息剂有汤剂、散剂、丸剂、膏剂（软膏、硬膏）、酥油剂、灰剂、药酒、贵重药剂、草药剂等剂型。所谓的平息剂就是服药后将疾病平息于体内，自行解化的方剂。泻剂有油剂、泻剂、吐剂、鼻泻、轻导泻剂、峻导泻剂和泻脉剂等7种。泻剂就是给药后将疾病从便、尿、汗或从鼻、口排出体外的方剂。上述17种剂型是针对不同的疾病和疾病的不同部位进行治疗的剂型，各有独特的功效。

四、经典藏药方剂功效简介

藏药产品种类十分丰富，除了按传统方剂生产的品种外，还有许多近几年新开发的品种。传统产品，《中国医学百科全书·藏医学》收载的方剂有858种，这些方剂仅仅是根据《四部医典》及其注释《蓝琉璃》《祖先口述》上所载的方剂收录的。此外，《藏医临床札记》载方461个，《秘诀医典》中收录配方2826种，《后续医典》中收录配方630种。还有大量历代临床名著中都收载了很多方剂，据不完全统计，藏药方剂可达15000个以上，其中最常用的方剂有300余个。

上述藏药制剂配方中常用、疗效显著的名方、验方的功效简单介绍如下：

（1）七十味珍珠丸：安神，镇静，通经活络，调和气血，醒脑开窍。用于"黑白脉病"，"隆血"不调；中风、瘫痪、半身不遂、癫痫、脑出血、脑震荡、心脏病、高血压及神经性障碍等。

（2）二十五味珊瑚丸：开窍，通络，止痛。用于"白脉病"，神志不清，身体麻木，头昏目眩，脑部疼痛，血压不调，头痛，癫痫及各种神经性头痛等。

（3）仁青常觉丸：清热解毒，调和滋补。用于"隆、赤巴、培根"各病，陈旧性胃肠炎、溃疡，"木布"病，萎缩性胃炎，各种中毒症；梅毒、麻风、陈旧性热病、疥痈、干黄水等。

（4）仁青芒觉丸：清热解毒，益肝养胃，明目醒神，愈疮，滋补强身。用于自然毒、食物毒、配制毒等各种中毒症；"培根木布"，消化道溃疡，急慢性胃肠炎，萎缩性胃炎，腹水等。

（5）坐珠达西丸：疏肝，健胃，清热，愈溃疡，消肿。用于"木布"病迁延不愈，胃脘灼痛，肝热痛，消化不良，呃逆，吐泻胆汁，急腹痛，黄水病，肝腑痞瘤，浮肿，水肿等。

（6）三十五味沉香丸：清瘟热，祛风，利痹。用于疫、热、隆相搏引起的疾病，肺痼疾，宁隆病，疑难的气血上雍等。

（7）帕朱丸：健胃散寒，除痰，破痞瘤，养荣强壮。用于胃痞瘤，"木布"病引起的食物消化不良、胃胀、胃烧泛酸，胃肝不适等。

（8）智陀洁白丸：健脾和胃，止胃酸，消食。用于急慢性胃炎、消化性溃疡、泛酸、胃脘胀痛、消化不良等。

（9）二十五味余甘子丸：凉血降压。用于多血症，高血压症，肝胆疼痛，声哑目赤，口渴，口唇发紫，月经不调等。

（10）六味安消散：助消化，消肿，立风和胃。用于食物中毒症，积食不化，胃疼痛，大便干燥，难产等。

（11）石榴健胃散：温胃益火，化滞除湿，温通脉道。用于消化不良，食欲不振，寒性腹泻等。

（12）十五味黑药丸：温中消食，化瘀消肿，愈溃疡。用于慢性胃炎，消化性溃疡，消化不良，食物中毒，肝肿大，胃痉挛，呕吐等。

（13）二十五味鬼臼丸：祛风镇痛，调经血。用于妇女血症，风症，子宫肿瘤，小腹、肝、胆、上体疼痛，心烦血虚，月经不调。

（14）如意珍宝丸：清热，心脑开窍，舒筋通络，干黄水。用于温热、陈旧热症，白脉病，四肢麻木、瘫痪，口眼歪斜，神志不清，痹症，痛风，肢体强直，关节不利。对白脉病有良效。

为了改变传统藏药剂型服用困难、生物利用度低、质量不稳定等，近年来各科研机构、医疗和生产单位在藏药化学成分、药理毒理以及藏药新产品开发、临床应用等方面开展了大量的工作，取得了十分显著的成效。并在生产管理规范化、生产工艺流程、卫生质量标准条件等方面逐步得到改善和加强，藏药产业化进程加快。推出了新型藏药产品，如"十味蒂达胶囊""六味能效胶囊""十味龙胆花颗粒""奇正消痛贴""金诃安儿宁颗粒"等，在一定程度上促进了藏药产品的研究和完善，藏药新制剂的研究开发正在不断推进。

第七节　临床研究

藏医药的应用主要集中在藏族地区，其在消化系统、关节炎、妇科疾病等方面的应用有着独特的效果。随着青藏高原地区经济社会的快速发展和旅游业的崛起，西藏文化的传播力和影响力越来越大，藏医药在藏区以外地区的临床应用也越来越广泛。

一、消化系统临床研究

消化不良为消化系统的常见疾病。藏医理论认为，消化不良为能消赤巴、能碎培根、后伴隆三胃火功能衰弱，无法完全地磨碎食物、分解食品饮品的糟粕、吸收和利用其精华，进而形成消化系统紊乱的一类疾病，为造成四组痼疾的根源处。《能明之灯》中认为："赤巴病、铁诟病、敛突病和培根病均为一组痼疾；痈疖、泻吐、日形脓肿均为一组痼疾；痹症、痛风、黑斑、黄水病均为一组痼疾；痞瘤、水肿、灰色浮肿、下落浮肿均为一组痼疾。"这类痼疾的发生与消化不良息息相关。藏医把消化不良分为精华不消化症、暖腐不消化症、糟粕不消化症、黏液不消化症、木僵不消化症等。

藏药六味能消丸对胆囊切除术后胃肠功能的早期恢复有促进作用。六味能消丸组方由大黄、诃子、干姜、藏木香、碱花、寒水石六味药材组成。大黄为方中君药，具有泻热通肠之功效，其结合型的蒽醌苷类到达大肠分解成苷元，刺激大肠，可以刺激胃肠蠕动，抑制水分的吸收，从而导致腹泻情况的发生，同时其还能使血液中胆固醇的水平下降。诃子具有涩肠敛肺、解痉止泻、抗菌之功效，与大黄配伍，一泻一收，双向调节；干姜具有温中散寒之功效；藏木香具有健脾和胃之功效；碱花具有消食化痰之功效；寒水石具有清热泄水之功效。诸药合方，寒温并用，有泻有收，调和酸碱，相辅相成，共奏宽中理气、润肠通便、解痉止痛、降低血脂之功效。治疗方法：胆囊切除术后12 h，用六味能消丸5粒/次，每日2次，温开水10 mL送服，连用3天。另外，胆囊切除术后给予患者常规服用六味安消丸，可以尽快使患者胃肠功能得到恢复，在较早的时间内患者就会出现肛门排气、排便，大大缩短禁食时间，术后第3天进行B超检查，发现胆囊窝、肝下的积液显著减少，患者的精神状态能够在较短的时间内得到明显好转，身体不适症状明显减轻，患者的输液量从而减少（张青等，2014）。

藏药茵陈、洪连、野生平盖灵芝、苦空确屯卡察尔、七味铁屑丸、二十五味松石丸、阿夏塞尔郡等具有促进胆汁分泌、保护胆管上皮细胞、减少炎症发生、增强单核巨噬细胞的吞噬作用、降低细胞膜通透性、抑制细胞膜脂质过氧化、减轻肝纤维化程度、改善肝组织病理变化之功效，从而对急、慢性肝损伤起到保护作用（袁东亚等，2016）。

九味牛黄丸成方于公元8世纪，始载于藏医古典巨著《四部医典》。该品是肝胆系统疾病必备药品，多年来用于各种急、慢性肝炎和胆囊炎等疾病，于1997年被卫生部批准为国家中药保护品种。

智托洁白丸成方于公元14世纪，由著名成道者唐东杰布研制发明，19世纪藏医学家绛阳钦则旺布所编著的《明点》和贡珠·云丹加措所著的《宝藏》中称该品为唐东杰布发明的"白丸"，称其可治百病。该品经多年的临床实践证明，具有治疗消化系统常见疾病的功效，对慢性胃炎、胃痛有显著的临床疗效。

二、关节炎症临床研究

藏医理论认为，关节炎的发病是由于湿地久居，或者食用过多肥腻食物，消化功能紊乱，纳入食物中存在有害物质，造成体内积液增殖，渗入至躯体各关节位。采用藏药十九味云鹏丸治疗关节炎，整体综合性地调理机体，有效增强机体免疫功能，有效改善机体内环境，进而起到消炎、镇痛、干黄水和防复发作用（严政，2015）。

藏医通过正血和病血分离调节的治疗原则，口服藏药散瘀汤结合静脉放血疗法来治疗下肢静脉栓塞。治疗方法：按照藏医经典著作《临床札记》配制散瘀汤，将诃子30 g、毛诃子20 g、余甘子25 g混合，粉碎成细粉后，每次取2勺，水煎5~7 min，每日3次煎服，连续服用3~5天。此药具有活血破瘀、清热通经的作用，通过将体内的正常血液和病态血液进行分离，阻滞病血在体内循环，具血管扩张之功效。服完3天的散瘀汤后，按藏医《四部医典》放血疗法的理论，依照藏医天文历算之放血方位，采用定位放血疗法，选取腘脉、大肠脉、小肠脉各放血1次，放血完成后，继续口服散瘀汤1周，观察腿部皮肤颜色。根据患者病情继续行皮下放血治疗，在治疗期间叮嘱患者注意休息，以及行局部按摩和热敷等特色治疗。患者治疗后需抬高患肢，保暖休息（万玛才让等，2015）。

三、妇科疾病临床研究

宫颈糜烂、盆腔炎为妇科常见病。岗木角尔为朱砂、冰片、硼砂、珍珠母等炮制而成的藏药，具有消肿消炎、治愈创伤等各种功效，可有效地缓解水肿、充血、渗出等症状，加速创面愈合，临床治疗宫颈糜烂的效果很好。盆腔炎病因为湿热内侵、气滞血瘀和痰湿阻络内结等。藏药妇疾宁含有藏木青、麝香、白刺果、大黄等，能够理气止痛、解毒消肿、清热除湿。滴虫性阴道炎为藏医中"阴痒病""带下"范畴，是由于湿热下注和虫蚀阴中所导致。十七味大鹏丸、十八味沙棘膏丸、二十五味鬼臼丸和妇疾宁联合治疗，能够达到滋阴、温肾、清热、止痛、消炎和止痒的作用（严政，2015）。

四、其他临床研究

七十味珍珠丸成方于公元8世纪，原系藏医经内方剂二十五味珍珠母丸，始载于藏医古典巨著《四部医典》。该方根据藏医学原理，选用生长在世界屋脊特殊生态环境下的天然、珍贵、稀有藏药材，采用现代科学技术与传统工艺相结合的方法精制而成。该药经1000余年的临床实践证明，对血压失调、脑卒中及其后遗症、脑动脉硬化、脑血栓、心肌梗死等心脑血管疾病，四肢麻木、拘挛僵直、角弓反张等神经系统症状有确切的疗效；无病者服用，具有滋补健身、抗衰老等功效。该药效及作用机理研究项目成果通过了国家中医药管理局专家鉴定。该品于1997年被国家卫生部批准为国家中药保护品种。

二十五味珍珠丸成方于公元8世纪，经临床实践证明，该品对神经系统疾病有显著的临床疗效。另外，该品对高血压、脑溢血、神经性头痛、心悸等症也有较好的疗效，被藏民誉为溶解血栓的疏通机，而且被载入《中华人民共和国药典》。

十五味黑药丸成方于公元12世纪，经几百年的临床实践证明，该品是治疗慢性胃肠炎、胃部疼痛等病症的最常用药物之一，并于1997年被国家卫生部批准为国家中药保护品种。

仁青芒觉成方于公元8世纪，始载于藏医古典巨著《四部医典》。书中记载："毒者特效芒觉也。"该品经1000余年的临床实践证明，对各种中毒症和消化道溃疡以及各类慢性胃炎、肠炎、胃肠绞痛等疾病有显著的疗效。

第六章 藏医药现代化研发展望

藏医药学以五元学说、脏腑学说、三因学说等为核心的理论体系，体现了远古时期藏族人民的朴实哲学观念、整体观念、辨证论治观念。使用药材大多数源自青藏高原地区的特色动植物，为藏族民众的健康事业立下了汗马功劳。然而，在全球人类频繁交流、深度融合的今天，各方通过交流合作、互利共赢，倡导人类命运共同体的整体发展模式已被绝大多数民族所接受。世界各民族医药学因多样而交流，因交流而互鉴，因互鉴而发展。因此，藏医药学既要保持自己的特色，又要积极走出去，汲取世界现代医药学领域的先进科学技术，借力壮大自己，发展自己，以便更好地为全人类的健康服务。

一、藏医理论科学内涵的精准化

藏医学具有朴素的唯物论和辩证法思想，体现了生命现象的整体观和系统论观点。疾病的诊断主要通过外观表象推断人体内部的功能运行状况，如望、闻、问、脉诊、尿诊法等。随着科学技术的快速发展，人们从支持生命的基本构造和性能的基因序列变化，以及由此导致蛋白质功能变化的角度研究生命整体的功能和联系，从细胞超微结构的改变、细胞生命周期和程序性死亡的角度研究生命基本结构和功能单位的生存规律，从生物信号传导通路的各个环节探讨整体内环境之间的协调与失衡，再结合宏观层面表现出的临床症状，利用现代信息工程技术综合分析，把局部的改变和整体的功能联系在一起，把微观的病变和整体的健康状况联系在一起。

通过对患者在基因、蛋白质水平的系统检测，结合常规诊断、影响诊断，结合问诊得到的系统信息，确诊疾病类型及其严重程度，比从藏医学五元学说、脏腑学说、三因学说得到的疾病信息更精准。现代医学手段确诊的疾病信息与藏医药学的整体观所确诊疾病的宏观表象应该是比较接近的。现代医学更了解疾病局部病变的分子机制，采用靶向药物快速达到治疗效果。然而，这种快速疗法可能会导致治标不治本的假象，但是通常情况下，疾病发展的恶劣势头被控制以后，身体自身会慢慢恢复到协调和平衡状态。如果藏医药学的整体治疗和现代医学的局部治疗能有机结合，则能达到即治标又治本的理想境界。二者结合可在一定程度上填补藏医药学缺乏的微观还原分析，使藏医药学的表象思维和整体观念建立在精准医学和病理机制的基础上，从而有利于藏医药学理论从宏观走向微观，用微观阐述宏观，充实宏观。

创新思维是科学研究的前提，将藏医药的整体观与现代医学的精准医学相结合，利用现代科技的最新技术和方法，研究藏医药理论，揭示藏医理论的科学性和藏药物质基础和作用机制，使得藏医药理论和现代医学理论兼收并蓄，互相补充，为全世界人民所理解和接受，将生命科学的发展推向宏观和微观的有机结合。

二、藏药质量控制的标准化

藏药材种类繁多，资源较丰富，但普遍存在同物异名、同名异物现象。藏药材的质量标准主要通过形态学来鉴别，难免真假难辨、优劣混淆。标准化战略是国家战略，生产标准是产业创新的重要体现。可参照《中国药典》2015版，对藏药材或其饮片进行性状鉴别、显微鉴别，理化鉴别，杂质检查，水分含量测定，灰分检测，醇溶物、重金属、农药残留检查，有些药材需规定对主要功效性成分的含量应用专属性强和灵敏度高的分析方法（液相色谱、气相色谱、毛细管电泳及其与质谱联用技术）进行控制；需要炮制的药材需明确炮制方法。另外，利用聚合酶链式反应（PCR）技术在 DNA 水平或聚丙烯酰胺凝胶电泳（SDS-PAGE）在蛋白质水平进行药材基源鉴定，能准确地证明药材的品种及种属间关系，为真假药材的鉴别提供强有力的手段。

随着国家对民族医药的重视，民族医药产业快速发展，对药材的需求量越来越大，许多药材通过人工种植来满足市场需求。然而，药材从野生到栽培的过程中也面临诸多质量的问题，譬如种子、种苗、土壤环境、农药的使用、采摘时间、田间管理、存储条件等环节都存在人为因素对药材质量的影响。因此，药材从农业领域到藏药饮片环节的标准化也是十分紧迫的科研任务。

藏药制剂多以原药材粉碎成细粉，制成散剂或颗粒剂、丸剂、膏状制剂使用，也有临用前水煎的汤剂。近十年来，藏药制剂也开始应用现代制剂新技术，制备了一些新的剂型，如具有缓释功能的透皮制剂、方便服用的浓缩丸、控释功能的胶囊剂等，随即而来的微粒载药系统、靶向给药系统也将给藏药制剂的飞速发展提供技术参考。制剂的质量控制是保证药品安全、有效、可控的重要环节，质控技术也要与时俱进，在保证传统质量评价优势的同时，主动融入现代化药物制剂的质量评价手段。根据剂型要求，明确民族药制剂的处方、制法、性状、显微鉴别、理化鉴别、pH、相对密度、装量差异、硬度、脆碎度、黏度、崩解或分散时限、溶出度、含量测定、储藏方法等。含量测定尽可能选择多味主要药材的功效成分进行定量控制。藏药制剂多含矿物药，因而重金属是否超标，也是重点控制的指标之一。

三、藏药制剂生产的智能化

国家实施品牌战略，启动了"中国制造2025"发展战略，要求推动传统产业技术升级，促进制造业数字化、网络化、智能化，走创新驱动的发展道路。目前，国内大多数民族医药企业实现了机械化或自动化生产。然而，制药全过程的数字化、网络化、智能化管理和发达国家相比，还有一定的差距。藏药企业需要主动走出去，积极引进来。走出去学习国内外先进的智能化现代药物制剂车间布局、生产技术等，积极引进海内外制药高端人才和工匠，传授现代智能化制药技术和管理技术。

四、藏医药针对慢病养生的现代化

积极开展藏医药养生保健技术研究，推广普及少数民族医养保健知识、技术和方法，倡导健康文明生活方式。将甘露药浴、未病先防、饮食起居、行为方式、健康教育纳入藏医药文化，进行宣传教育和推广应用，提升藏医药的健康服务能力。依托民族地区优越的自然生态环境和独特的文化医药资源，开发健康旅游路线，推进医养保健服务专业化、规范化发展，建设具有藏医药特色的健康旅游示范基地和藏医药健康旅游综合体，推动藏医药健康服务高水平发展。

五、藏医药文化的国际化

早在赤松德赞时期，藏族著名医学家玉妥·云登贡布等医药界精英就与邻近国家的医药学者互相交流，汲取其他民族的优秀传统医药学文化。如《四部医典》中借鉴汉医药名著《月王药诊》的部分内容，同时也融合了印度、天竺、尼泊尔、蒙古医学等的理论。在联合国教科文组织世界记忆工程亚太委员会第八次全会上，藏医药巨著《四部医典》成功入选世界记忆亚太地区名录，标志着藏医药学走上了现代国际舞台，被世界广泛认同，为促进藏医药文化发展起到了推动作用。目前，藏药拥有国药准字号的有300多个，形成了甘露、奇正、神水、神猴等藏药产业知名品牌。

　　近年来，代谢性疾病、心脑血管疾病和恶性肿瘤等疾病导致的痛苦比以往更可怕，藏医药对其表现出独特的疗效。譬如藏药七十二味珍珠丸在临床实践中证实能够抑制脑血栓形成，对于脑血栓所引起的行为相障碍有明显改善作用，用来治疗脑血管疾病。藏医药要面向国际化发展，应在藏医药理论的指导下，充分应用现代科学技术，既要研究开发面向国际市场的质量标准化制剂，又要坚持自己主导标准规则的藏医药特色制剂。在拥有藏医药文化发言权的前提下，加速藏医药理论国际化，制剂现代化，质量标准化，大力发展藏医药事业，将藏医药文化推向全世界。奇正消痛贴就是藏医药国际化的一个成功典范，藏医药学者利用现代制造技术，将传统的膏药改进为使用方便、疗效稳定、质量可控的经皮给药系统，逐渐被国际社会认可，销售市场遍布十几个国家。

参考文献

[1] 胡文忠，刘程惠，姜爱丽，等.藏药的发展历史及研究进展 [J].安徽农业科学，2012，40（20）：10746-10748.

[2] 贾敏如，张艺，杜鹃.藏药特色与可持续发展 [J].中草药，2010，41（2）：326-329.

[3] 杨丽华，林丽美，王智民，等.乌头属藏药化学成分研究进展 [J].中国中药杂志，2016，41（3）：362-376.

[4] 高昂.柱果绿绒蒿挥发油成分及其体外活性的初步研究 [D].西安：西北大学，2013.

[5] 张凤，孙连娜，陈万生.独一味的化学成分及药理作用 [J].药学实践杂志，2008（3）：169-171.

[6] 张垠.藏药山苦荬化学成分的研究 [D].成都：西南交通大学，2012.

[7] 方清茂，张浩.藏药波棱瓜子提取物对肝损伤大鼠的抗氧化作用 [J].华西药学杂志，2008，23（2）：147-149.

[8] 王槐.藏药提取物体外抗呼吸道病毒作用实验研究 [D].兰州：兰州大学，2011.

[9] 任永丽，董海峰，利毛才让.中藏药中多种微量元素含量测定和形态分析研究进展 [J].安徽农业科学，2014，42（8）：2301-2304.

[10] 刘青青，吴景车.绞股蓝提取液对自然衰老影响的实验研究 [J].辽宁中医药大学学报，2008，10（6）：203-205.

[11] 刘晓娟，魏红，杨娇，等.藏药细果角茴香醇提物对内毒素炎症小鼠的保护作用 [J].苏州大学学报：医学版，2012，32（6）：754-759.

[12] 曾煦欣，岑志芳，李海燕，等.余甘子提取物的抗炎镇痛作用 [J].广东医学，2012，33（23）：3533-3536.

［13］亓旗，崔雅萍，梁文仪，等.藏药余甘子与诃子化学和药理作用比较［J］.世界科学技术：中医药现代化，2016，18（7）：1171-1176.

［14］贺平，袁东亚，孙芳云.藏药抑菌作用研究进展［J］.中国民族医药杂志，2015，21（6）：40-43.

［15］Jiang H，Hu J，Cheng X，et al. Antibacterial Activity of Total Flavonoid Aglycones from Oxytropis falcata Bunge ［J］. Natural Product Research Development，2014，26：407-409，383.

［16］郭志琴.藏药多刺绿绒蒿抗心肌缺血作用与化学成分研究［D］.北京：北京中医药大学，2014.

［17］李振.莪达夏对大鼠心肌缺血再灌注损伤的保护作用研究［D］.西宁：青海大学，2013.

［18］叶立，陈洋，李林芝，等.蕨麻提取物对小鼠缺血再灌注心肌损伤的保护作用［J］.中草药，2009，40（5）：774-777.

［19］唐琼琳，高宏生，刘丽华.急性高原缺氧大鼠脑皮质相关细胞因子变化及蕨麻的保护作用 ［J］.中国中西医结合急救杂志，2012，19（3）：137-140.

［20］张盈，李灵芝，杨虎，等.蕨麻对低压缺氧大鼠脑组织脑红蛋白表达的影响［J］.天津中医药，2013，30（4）：224-227.

［21］李雪芬.红景天苷通过抑制ROS-NO通路对MPTP诱导的帕金森病小鼠模型的神经保护作用［D］.西安：第四军医大学，2013.

［22］李正，赵志英.蕨麻与脑缺血-再灌注损伤［J］.中国医药科学，2014，4（4）：42-46.

［23］杨荣.藏药绿萝花对小鼠免疫功能及体外抗肿瘤细胞生长的初步研究［D］.成都：西南民族大学，2015.

［24］Pinmai K，Chunlaratthanabhorn S，Ngamkitidechakul C，et al. Synergistic growth inhibitory effects of Phyllanthus emblica and Terminalia bellerica extracts with conventional cytotoxic agents：Doxorubicin and cisplatin against human hepatocellular carcinoma and lung cancer cells ［J］. World Journal of Gastroenterol，2008，14（10）：1491-1497.

［25］罗春丽.余甘子对肿瘤细胞抑制作用及免疫调节的研究［J］.中国实验方剂学杂志，2010，16（13）：155.

［26］薄芯，李京霞.西藏灵菇发酵奶对小鼠消化系统的保健作用探索［J］.中国乳品工业，2010，38（7）：29-31.

［27］侯颖.蓝玉簪颗粒治疗慢性支气管炎的作用机制研究［D］.西安：第四

军医大学，2011.

［28］张国英，王东平，李岑，等.藏药佐太中汞的长期蓄积性实验研究［J］.时珍国医国药，2012，23（9）：2146-2147.

［29］朱洪梅，魏立新，杜玉枝，等.藏药佐太长期给药对小鼠毒性的初步研究［J］.时珍国医国药，2013，24（8）：2022-2024.

［30］嘎务.藏药晶镜本草［M］.北京：民族出版社，2018：144.

［31］星全章.藏医药学精要述评［M］.北京：民族出版社，2015：79.

［32］占堆.藏医成方制剂现代研究与临床应用［M］.成都：四川科学技术出版社，2009：36.

［33］严政.藏药的发展历史及其临床应用进展［J］.中国民族民间医药，2015，24（7）：2-3.

［34］张青，王国庆，安加华.六味能消丸在小切口胆囊切除术后的应用［J］.中国社区医师，2014，30（18）：96-97.

［35］袁东亚，赵勤，孙芳云.藏药保肝作用及机制研究进展［J］.中国药理学与毒理学杂志，2016，30（10）：1079.

［36］万玛才让，桑太吉.藏药散瘀汤结合放血疗法治疗下肢静脉栓塞的疗效观察［J］.中国民族医药杂志，2015，21（7）：27.

［37］张力群，丁赢.中国民族民间药物应用大全［M］.太原：山西科学技术出版社，2015.

［38］才让当智，加羊宗智，华措吉.四部医典八十幅唐卡及其解说［M］.拉萨：西藏人民出版社，2010.

［39］大丹增.中国藏药材大全［M］.北京：中国藏学出版社，2016.

［40］贾敏如，张艺.中国民族药辞典［M］.北京：中国医药科技出版社，2016.

［41］王宝勤.国家藏药标准全书（一）［M］.北京：中华医学电子音像出版社，2004.

［42］王宝勤.国家藏药标准全书（二）［M］.北京：中华医学电子音像出版社，2004.

［43］王宝勤.国家藏药标准全书（三）［M］.北京：中华医学电子音像出版社，2004.

附录 《四部医典》部分唐卡

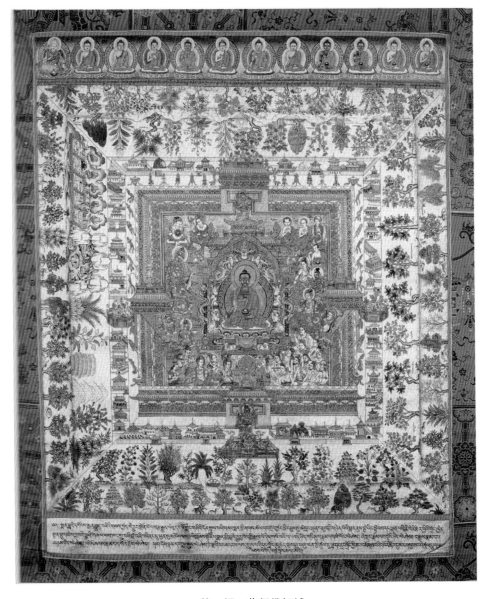

第一幅 药师佛坛城

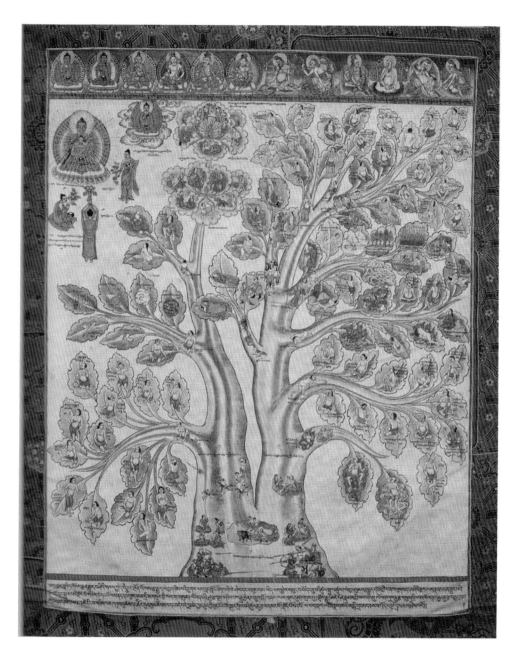

第二幅　人体生理稳态病理状态

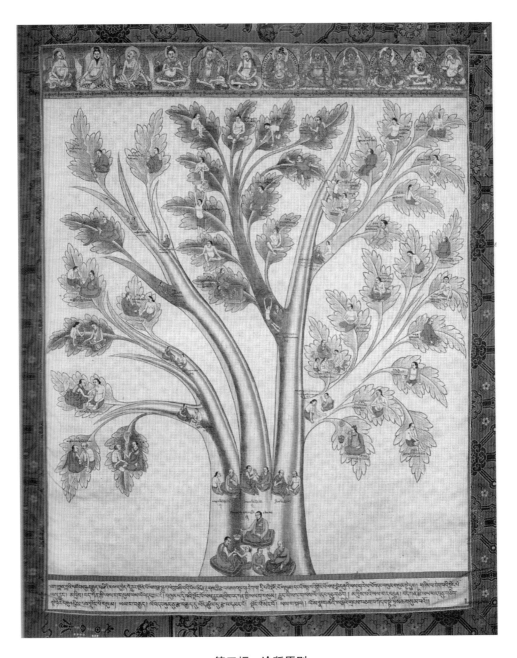

第三幅 诊断原则

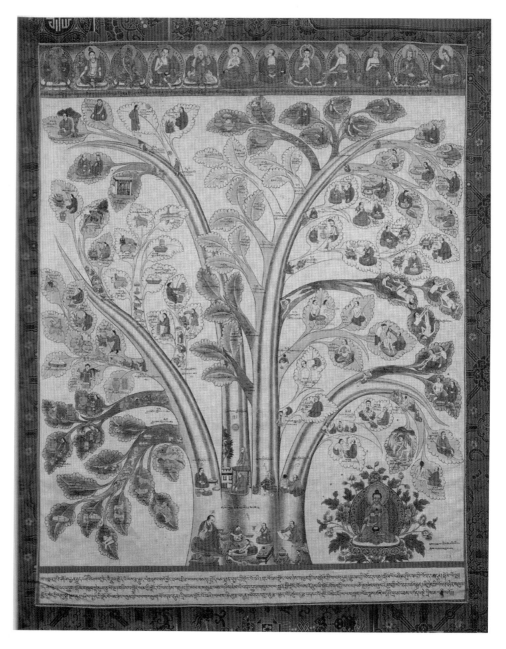

第四幅 治疗原则

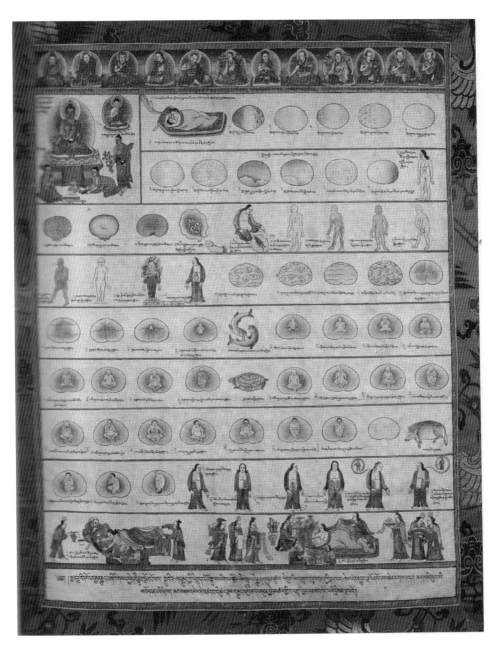

第五幅　人体胚胎形成

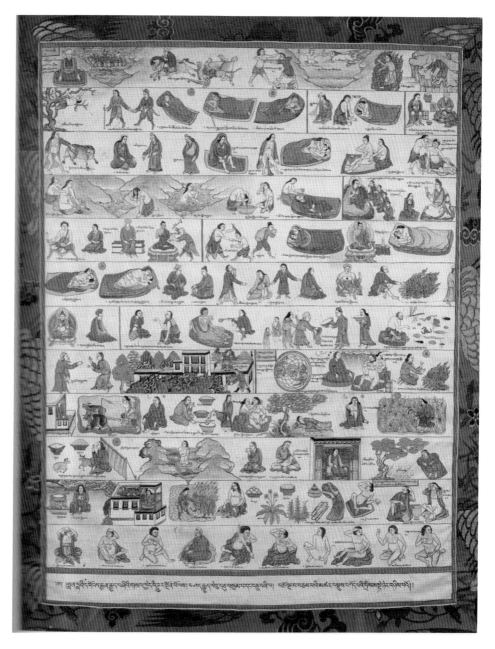

第二十二幅　日常行为方式

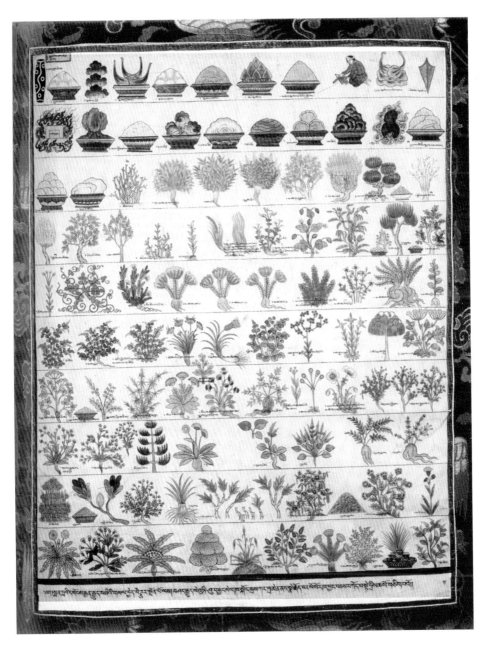

第三十一幅　补充药物类

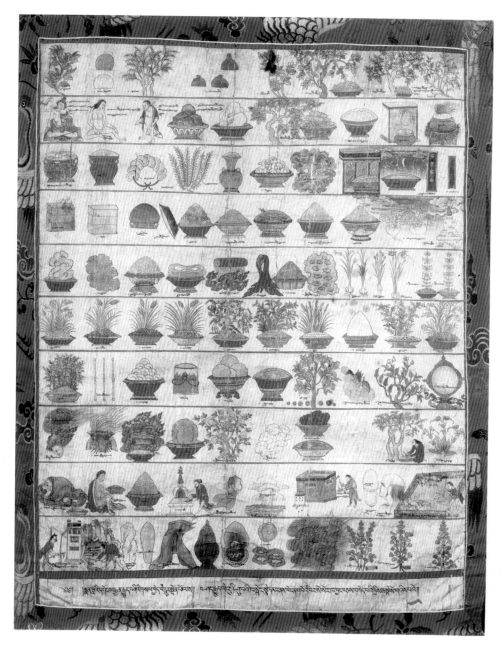

第三十二幅　补充药物类

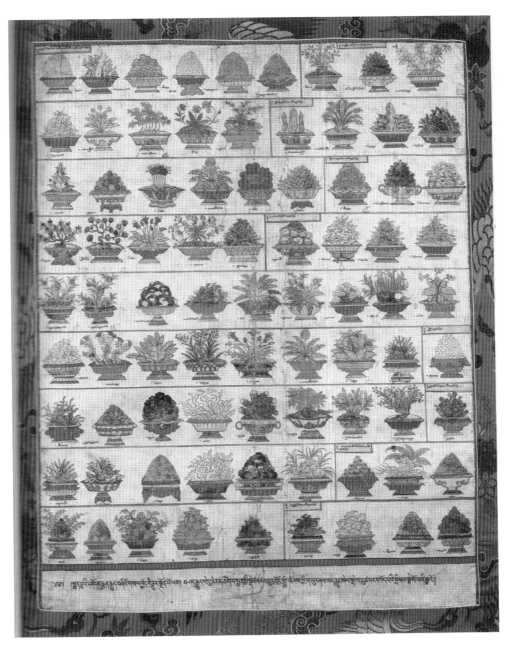

第三十四幅　药物的分类配伍

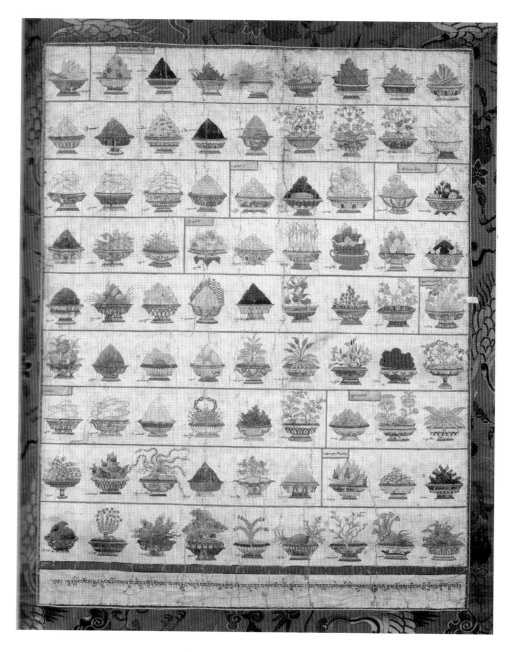

第三十五幅　药物的分类配伍

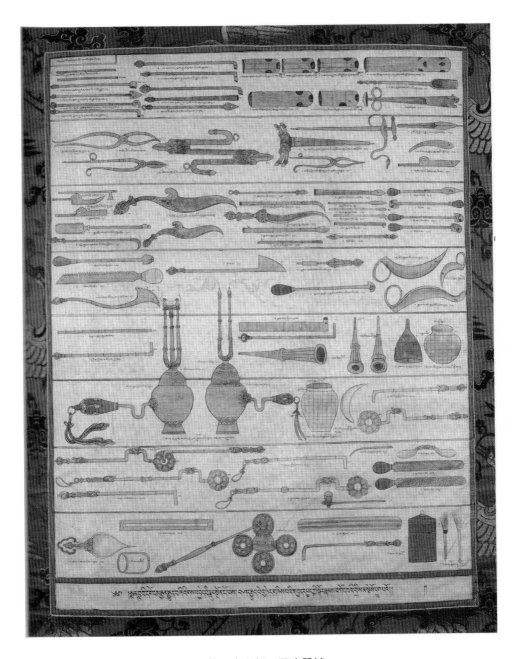

第三十六幅 医疗器械

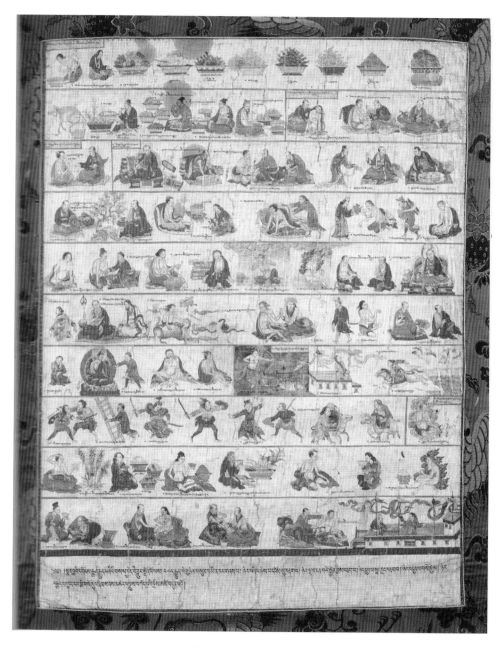

第三十七幅　保健养生

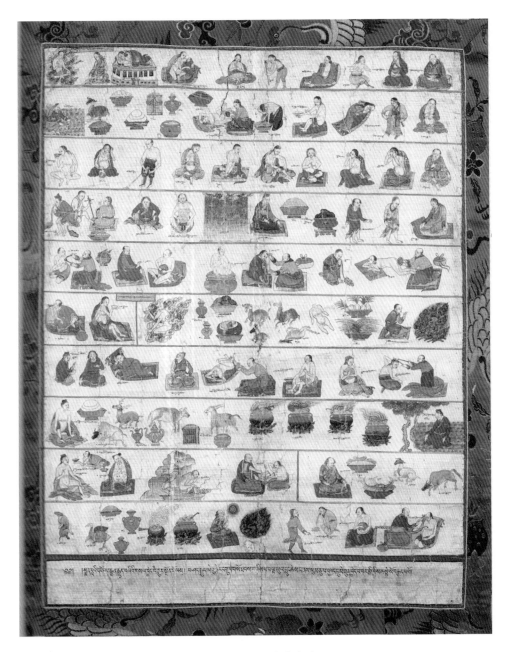

第三十八幅 治疗方法

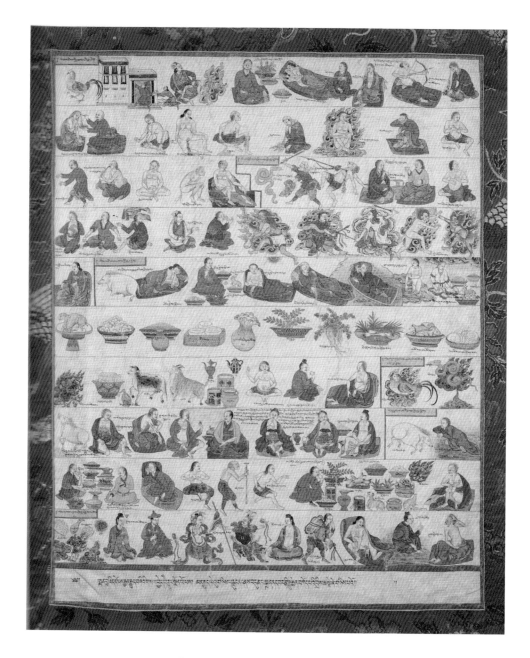

第四十二幅　隆赤巴外干发病原理

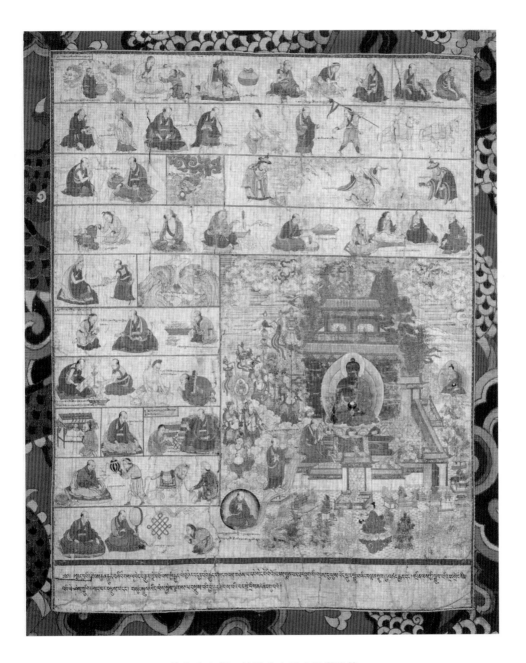

第七十九幅 甘露八支要义医学秘籍

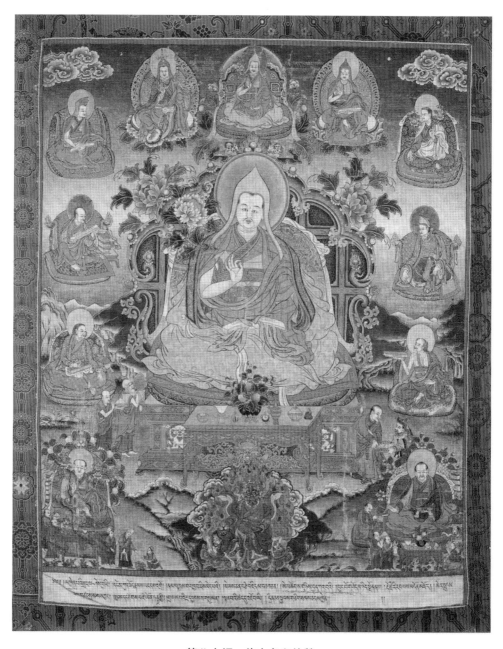

第八十幅　伟大名义礼赞